# Kreative Spiele für Babys

## So fördern Sie die Entwicklung Ihres Kindes im ersten Lebensjahr

**Dr. Miriam Stoppard**

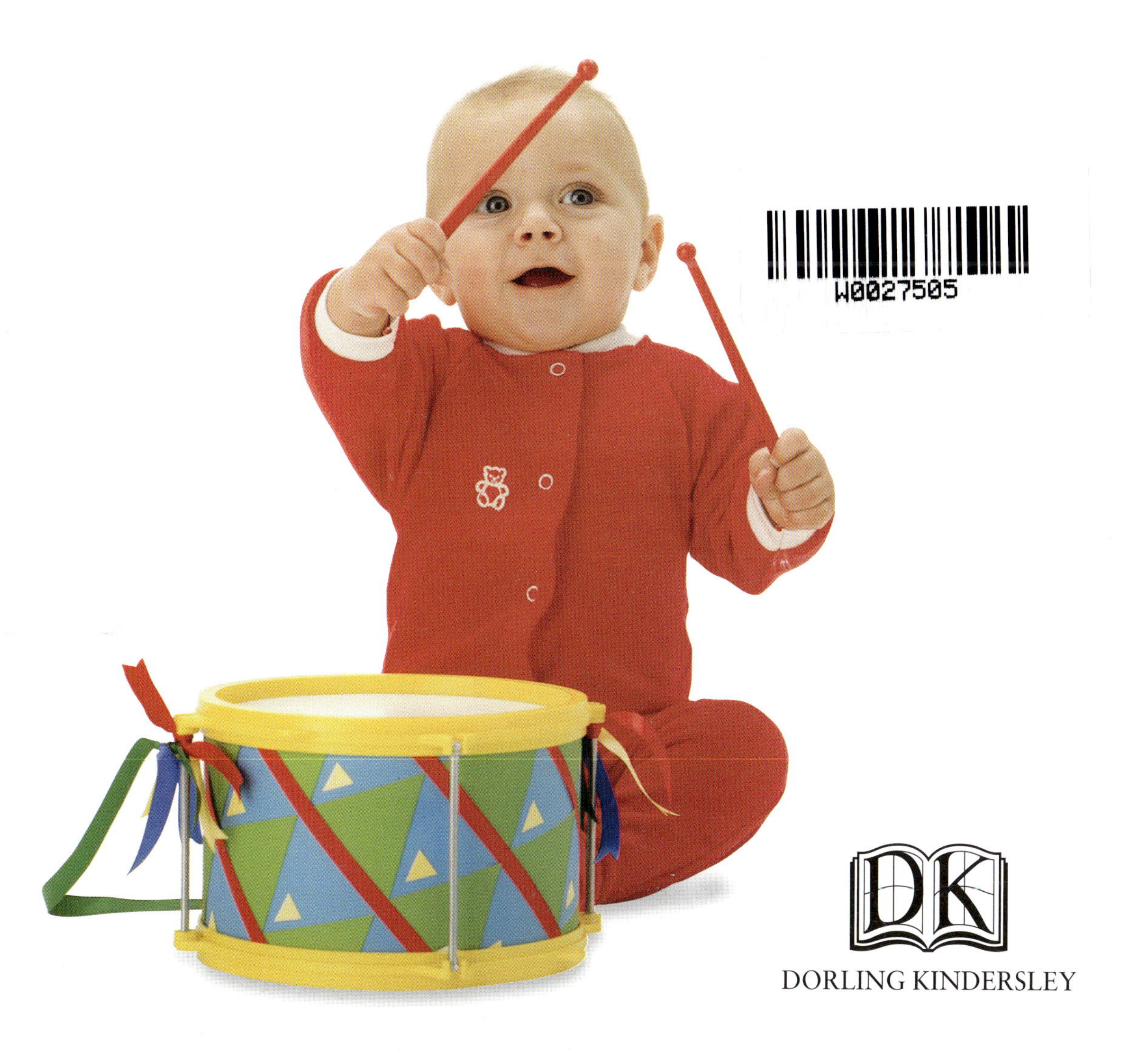



DK
DORLING KINDERSLEY

# Inhalt

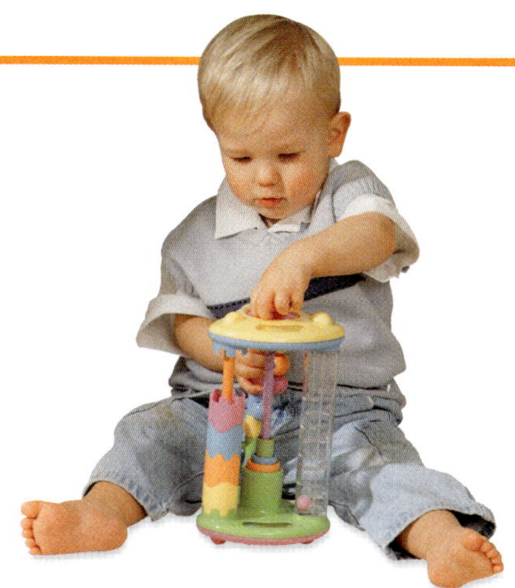

## Zusätzliche Aktivitäten



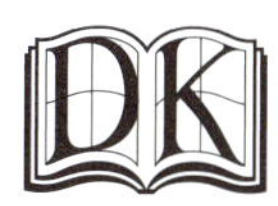


DORLING KINDERSLEY
London, New York, Melbourne, München und Dehli

Für Barney, Ashleigh, Eden und Brodie,
Ed, Amie und Esmé Daniel, Emily und Imogen

**Verantwortliche Koordinatorin** Lynne Brown
**Cheflektorat** Jemima Dunne
**Redaktion** Jinny Johnson
**Chefbildlektorat** Helen Spencer
**Gestaltung** Carla De Abreu
**DTP-Design** Jackie Plant, Traci Salter
**Herstellung** Sarah Sherlock
**Programmleitung** Corinne Roberts

Für die deutsche Ausgabe:
**Programmleitung** Monika Schlitzer
**Projektbetreuung** Kerstin Uhl
**Herstellungsleitung** Dorothee Whittaker
**Herstellung** Petra Schneider

Bibliografische Information Der Deutschen Bibliothek
Die Deutsche Bibliothek verzeichnet diese Publikation in der Deutschen Nationalbibliografie;
detaillierte bibliografische Daten sind im Internet über http://dnb.ddb.de abrufbar.

Titel der englischen Originalausgabe:
Baby's First Skills





**Übersetzung** Felizitas Knospe
**Redaktion** Jeanette Stark-Städele

ISBN 10: 3-8310-0692-X
ISBN 13: 978-3-8310-0692-2

Colour reproduction by GRB Editrice
Printed and bound by Star Standard Industries, Singapore

Besuchen Sie uns im Internet
**www.dk.com**

# Was Babys können

Im ersten Lebensjahr konzentrieren sich Wachstum und Entwicklung Ihres Babys auf drei Bereiche:

- Das *Gehirn zum Denken* und Verständnis der Sprache.
- Stehen und gehen; dieser Prozess beginnt in der ersten Woche mit dem *Versuch, den Kopf zu kontrollieren*.
- *Fingerfertigkeit;* mit zehn Monaten kann es eine Erbse zwischen Daumen und Zeigefinger aufnehmen.

Alle diese Fertigkeiten werden schrittweise über bestimmte **Meilensteine** erworben. Jedes Baby folgt dabei dem gleichen Schema und alle Meilensteine werden in derselben Reihenfolge erreicht – doch jedes Baby hat sein eigenes Tempo. Dieses Buch hilft Ihnen dabei, die Entwicklung Ihres Babys nachzuvollziehen und zu wissen, was Sie in jedem Stadium erwartet.

In diesem Buch werden Ihnen Spiele und Aktivitäten vorgeschlagen, die alle wichtigen Bereiche der Entwicklung abdecken und die auf die *natürlichen Meilensteine Ihres Babys* abgestimmt sind. Damit können Sie ihm helfen, alle diese wahrlich verblüffenden Fähigkeiten in Einklang mit dem individuellen Wachstum seines Gehirns und Körpers zu erwerben. Nicht *früher*, weil es damit überfordert wäre, und nicht *später*, weil es dadurch in seiner Entwicklung gehemmt würde. Wenn Sie dem **Entwicklungsplan** (siehe S. 12) folgen, können Sie Ihr Baby *genau zum richtigen Zeitpunkt* fördern.

## ÜBERLASSEN SIE IHREM BABY DIE FÜHRUNG

Um Ihrem Baby zu helfen, eine bestimmte Fertigkeit zu erwerben, müssen Sie sich nur *von ihm leiten lassen*. So lautet die goldene und unverrückbare Regel der kindlichen Entwicklung.
Ihr Baby wird Ihnen zu verstehen geben, dass und in welcher Weise es Fortschritte machen will. Nur wenn Sie ihm die Führung überlassen, »erwischen« Sie genau den richtigen Moment.

Wenn es selbstbestimmt voranschreiten darf, ist es auch mit sich selbst zufrieden (vor allem, wenn Sie es loben) und kann Selbstvertrauen und Selbstwertgefühl aufbauen. **Das Fundament dazu wird im ersten Jahr gelegt.**

## DER ZUSAMMENHANG VON WACHSTUM UND ENTWICKLUNG

Wenn Sie überlegen, welch komplexe und feine Bewegung es erfordert, eine Erbse zwischen Daumen und Zeigefinger aufzunehmen, verstehen Sie sicherlich, dass dazu bestimmte körperliche Voraussetzungen bei Ihrem Baby erfüllt sein müssen; erst dann wird diese manuelle Geschicklichkeit möglich. Zunächst müssen viele Grundlagen geschaffen werden, z.B.:

- Muskeln müssen sich entwickeln, damit die Finger greifen können,
- die Muskeln müssen dem Gehirn gehorchen, wenn es den Befehl »Greifen« gibt,
- die Augen müssen so gut entwickelt sein, dass sie die Erbse klar erkennen können,

• es muss eine Verbindung hergestellt sein zwischen dem, was das Auge sieht (wo die Erbse ist, wie weit sie vom Auge entfernt ist), und der Handbewegung (Augen-Hand-Koordination),
• das Gehirn muss den Wunsch verspüren, die Erbse zu untersuchen, und den Muskeln den Befehl zur Umsetzung geben können,
• Nerven müssen den Befehl vom Gehirn an die Muskeln übertragen.

Alle diese Voraussetzungen müssen in den ersten neun Monaten erworben werden – eine Menge Entwicklungsaufgaben, die in allen Bereichen sorgfältig aufeinander abgestimmt werden müssen. Bald werden Sie voraussehen, wann eine neue Entwicklungsphase ansteht. Sie können z.B. erkennen, wie Ihr Baby mit zwei Monaten den Wunsch entwickelt, nach einem Gegenstand zu greifen, auch wenn es ihm noch nicht gelingt – »es greift mit den Augen« (siehe S. 21). Ich möchte Ihnen helfen, dem Weg Ihres Babys zu folgen – mit Spielen, die es anleiten, zur nächsten Phase fortzuschreiten.

Beachten Sie die Grundregel, dass bestimmte Wachstums- und Entwicklungsprozesse erfolgt sein müssen, bevor eine neue Fähigkeit erworben werden kann. Besonders wichtig ist dies bei der Darm- und Blasenkontrolle; ein Kind wird nicht dann sauber, wenn es die Eltern wünschen, sondern dann, wenn es von seiner Entwicklung her so weit ist. Wer hier Druck ausübt, bekommt später Probleme.

**WENN SIE SICH SORGEN MACHEN**

In den ersten Monaten gibt es in der Regel nur wenig Anlass zur Sorge um die Entwicklung des Babys. Doch vielleicht befürchten Sie, dass Ihr Baby
• zu langsam sehen lernt,
• schlecht hört,
• ein wenig »matt« ist.

Diese Fragen können Sie selbst anhand folgender Anhaltspunkte überprüfen.

Im ersten Monat
• lächelt es, wenn es Ihr Gesicht aus 20–25 cm Entfernung sieht;
• dreht es die Augen und später den Kopf, wenn es ein Geräusch hört;
• sollte der Kopf allmählich weniger nach hinten kippen, wenn Sie es aus dem Liegen an den Armen hochziehen (siehe S. 15 und 98). Wenn Sie Bedenken haben, wenden Sie sich an Ihren Kinderarzt.

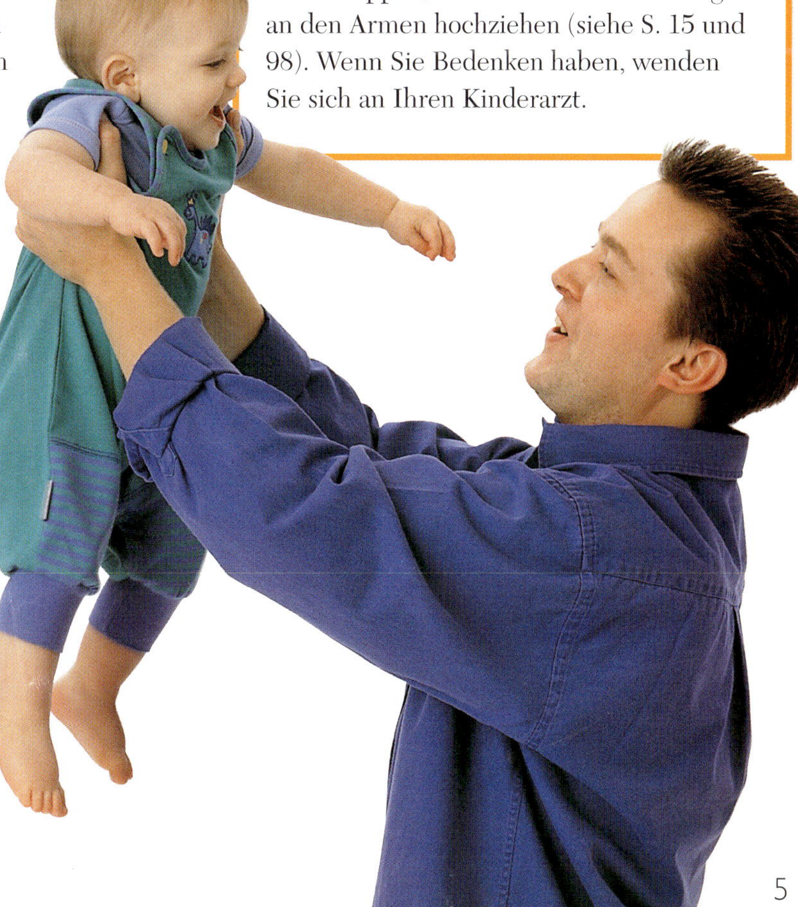

# ENTWICKLUNG BEI JUNGEN UND MÄDCHEN

Jungen und Mädchen sind von Natur aus und von Geburt an verschieden und entwickeln sich daher auch unterschiedlich. Wenn Sie sich der Unterschiede bewusst sind, können Sie sich auf die Stärken Ihres Babys konzentrieren und es in schwächeren Bereichen fördern.

Der Hinweis auf diese Unterschiede ist mit keinerlei Wertung verbunden, sondern soll Ihnen dabei helfen, die Entwicklung Ihres Kindes zu verstehen und zu fördern.

Bei der Geburt sind Mädchen gegenüber Jungen in zweierlei Hinsicht im Vorteil:

***Sprache*** Die Sprachzentren in der linken Gehirnhälfte sind bei Mädchen stärker ausgeprägt, sodass Mädchen alle sprachlichen Fertigkeiten im Allgemeinen schneller erlernen.

***Emotionales Verständnis*** Zwischen den beiden Gehirnhälften haben sich bei Mädchen bereits bei der Geburt Verbindungen ausgebildet (bei Jungen sind diese erst mit neun Monaten entwickelt); daher haben Mädchen einen besseren Zugang zu den eigenen Gefühlen und sind sensibler für die Gefühle der Menschen in ihrer Umgebung.

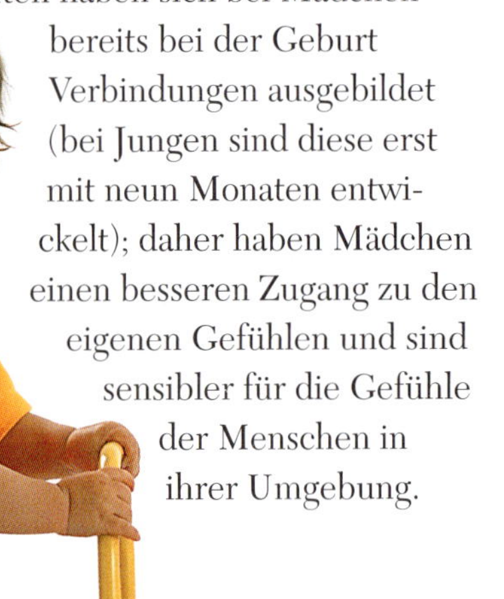

## SO FÖRDERN SIE IHR KIND

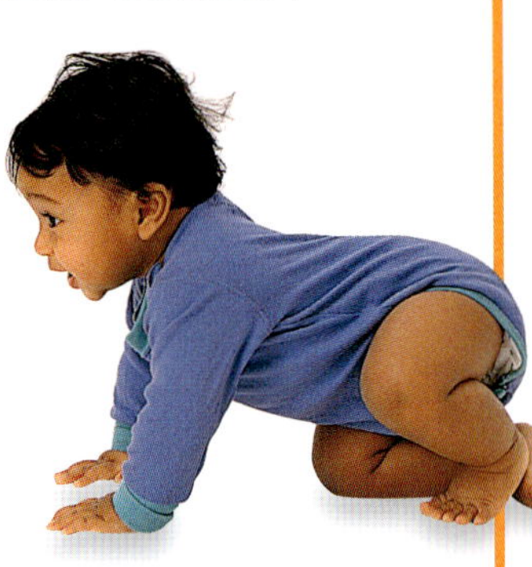

Helfen Sie Ihrem Jungen, mögliche Nachteile auszugleichen.

***Sprache***

- »Baden« Sie Ihren Sohn in Sprache – und sprechen Sie deutlich.
- Singen Sie ihm vor.
- Machen Sie häufig Klatsch- und Fingerspiele.
- Lassen Sie ihn klassische Musik hören.

***Gefühle***

- Verwöhnen Sie ihn mit Körperkontakt.
- Loben Sie Bemühungen und Erfolge ausgiebig.
- Reagieren Sie unverzüglich auf Wut, Angst und Frustration.
- Trösten Sie Jungen und Mädchen in gleicher Weise, wenn sie Kummer haben oder weinen – fordern Sie nicht, dass Ihr kleiner Junge seine Gefühle unterdrückt, weil »er ein Junge ist«.

## WEITERE UNTERSCHIEDE

- Die Gehirnrinde, die die intellektuellen Leistungen mitbestimmt, entwickelt sich in der Gebärmutter bei Mädchen früher als bei Jungen.
- Die linke Gehirnrindenhälfte, die das Denken kontrolliert, entwickelt sich bei Mädchen früher.
- Verbindungen zwischen rechter und linker Gehirnhälfte entwickeln sich bei Mädchen früher und besser; dadurch lernen sie leichter lesen.
- Jungen verfügen über ein besseres räumliches Vorstellungsvermögen; Mädchen benötigen eventuell Hilfe beim Begreifen der Dreidimensionaliät.
- Im Schulalter sind Jungen normalerweise im Laufen, Springen und Werfen besser als Mädchen.

# Hilfe beim Lernen

Ein Baby wird mit verschiedenen angeborenen Überlebensinstinkten geboren. Diese Instinkte können Eltern zur Frühförderung des Lernens nutzen.

- Ihr Baby ist darauf **»programmiert«**, ein Gesicht **anzulächeln** und kann Ihr Gesicht aus einem Abstand von 20–25 cm erkennen.
- Es hört **hohe Töne besonders gut** und ist **sehr kommunikativ**; wenn Sie aus 20–25 cm Entfernung mit ihm sprechen, bewegt es den Mund.

Es gibt eine Vielzahl recht abstrakter Begriffsvorstellungen, die uns Erwachsenen ganz selbstverständlich erscheinen, einem Baby aber enorme intellektuelle Leistungen abverlangen. Am besten können Sie die Entwicklung Ihres Babys durch die Anregung seiner Sinne – Sehen, Hören, Berühren, Riechen und Schmecken – fördern; mit seinen Sinnen wird es die Welt erforschen.

## LERNEN DURCH GEGENSÄTZE

Ein Baby kann nur schwer verstehen, was »heiß« bedeutet, wenn es nur den Begriff hört. Wenn es gleichzeitig aber auch das Gegenteil erfährt, ist der Sinn viel leichter zu erschließen. Beschreiben Sie daher einen Begriff wie »heiß« immer in Beziehung zu seinem Gegensatz, hier »kalt«.

Konsistenzen = **hart und weich**
Geschmacksrichtungen = **süß und sauer**
Ecken = **scharf und stumpf**
Größen = **groß und klein**

Dahinter steht die Beobachtung, dass es Babys und Kindern sehr schwer fällt, Unterschiede zwischen Dingen wahrzunehmen. Durch die Verdeutlichung der Unterschiede können Sie diesen Prozess für Ihr Baby erleichtern. Demonstrieren Sie »heiß« (bitte nur »warm«!), indem Sie Ihr Baby sofort danach etwas Kaltes fühlen lassen, und sprechen Sie dabei jeweils die Wörter **»heiß«** und **»kalt«**. Wenn Sie diese Wörter durch Handlungen unterstreichen, umso besser. Blasen Sie bei »heiß« auf Ihren Finger und zittern Sie bei »kalt«. (Achten Sie darauf, dass Ihr Baby nichts Heißes berührt.)

## WIEDERERKENNEN FÖRDERN

Ebenso wie Erwachsene lernen Babys durch Wiederholung; Sie unterstützen die Lernprozesse Ihres Babys, indem Sie die »definierenden Merkmale« einer Sache häufig wiederholen. Beschreiben Sie z.B. jedes Mal, wenn Sie eine Katze sehen, ihre wesentlichen Merkmale: vier Beine, Schnurrbart, langer Schwanz, Fell, macht »miau«, kann sehr hoch springen.

Das wiederholende Beschreiben der besonderen Merkmale einer Sache hilft, den Begriff im Kopf des Babys zu verankern und das Ding bzw. Tier von den unzähligen anderen Gegenständen, die es jeden Tag, oftmals zum ersten Mal, sieht, zu unterscheiden. Mit etwa zehn Monaten weiß es dann, dass sowohl Ihre Hauskatze als auch seine Kuschelkatze und das Bild einer Katze im Bilderbuch Katzen sind, und es weiß auch, dass Ihre Katze »echt« ist und alle anderen nur Abbilder. Dieses Abstraktionsvermögen bedeutet eine sehr hoch entwickelte Denkleistung.

## GLEICH UND VERSCHIEDEN

Ihr Baby kann solche definierenden Merkmale verstehen, weil es die Fähigkeit besitzt, **Gleiches** von **Verschiedenartigem** zu unterscheiden. Formen oder Gegenstände vergleichen und Unterschiede erkennen bezeichnen einen riesigen intellektuellen Entwicklungsschritt. Unterscheidungsvermögen entwickelt sich schon sehr früh und erstaunlich gut. Schon mit 16 Wochen kann ein Baby auf einem Blatt die Unterschiede zwischen Formen erkennen. Sie können das mit dem »Kleinen Intelligenztest« (siehe S. 42), ausprobieren. Sie werden feststellen, dass Ihr Baby nicht nur **Formen**, sondern auch **Größen** unterscheiden kann.

Der nächste Schritt im Unterscheidungsvermögen könnte eine Demonstration der Eigenschaften dreidimensionaler Formengebilde sein. Rundhölzer z.B. rollen, viereckige Holzklötze aber nicht. Sobald Ihr Baby mit Kissen abgestützt sitzen kann, **rollen** Sie ihm einen großen Ball zu und sagen: »Der Ball ist **rund**, deshalb **rollt** er.« Dann wiederholen Sie den Versuch mit einem großen Stoffwürfel: »Der Würfel ist eckig, deshalb kann er nicht rollen.« Zuerst versteht Sie Ihr Baby natürlich nicht, aber das beständige Wiederholen dieser Begriffe hilft ihm, die Unterschiede allmählich in seinem Kopf zu verankern.

Danach können Sie große Steckkästen, in die verschiedene Formen passen, verwenden (siehe S. 49, »Bauklötze«) und später einfache Puzzle oder auch Hauhaltsgegenstände.

## ANHALTSPUNKTE UND SIGNALE

Es wurde schon erwähnt, wie wichtig es ist, ein Baby nie zu drängen, sondern es gemäß seinem eigenen Tempo zu fördern. Es ist gar nicht so schwierig, wie Sie vielleicht denken, dabei jeweils den richtigen Moment zu finden. Denn Ihr Baby gibt Ihnen **Anhaltspunkte** und **Signale**, die seine Bereitschaft signalisieren. Zum Beispiel:

- Mit etwa zwei Wochen versucht Ihr Baby vermutlich, seinen Kopf in der Bauchlage ein wenig anzuheben – ein Anhaltspunkt dafür, dass es für die spielerische Stärkung seiner Nackenmuskulatur bereit ist (siehe S. 98, Erstes »Turnen«).
- Mit fünf Monaten blubbert und schnaubt es und zeigt damit, dass es nun Spiele mag, bei denen Sie Geräusche imitieren (siehe S. 108, »Hauchen und blasen«).
- Mit neun Monaten kann es mit dem Finger zeigen; lassen Sie es nun auf Dinge in seinen Bilderbüchern deuten (siehe S. 55, »Mehr über Bücher«).
- Mit etwa zehn Monaten beginnt es, sich zum Stehen hochzuziehen – es bereitet sich auf das Laufen vor; ordnen Sie nun Möbelstücke so an, dass es sich an ihnen entlanghangeln kann (siehe S. 19, »Hindernislauf«).

## BESCHREIBEN UND VORMACHEN

Dem Baby muss beschrieben und vorgemacht werden, was es verstehen soll – Babys finden es herrlich, wenn die Eltern fortlaufend kommentieren, was sie tun und was geschieht. Sprechen Sie daher vom Augenblick der Geburt an immer mit Ihrem Baby. Wenn Sie mit Worten oder Erklärungen eine Handlung beschreiben, machen Sie sie auch immer vor: »Diese Blume **riecht** gut« (vernehmlich daran riechen). »Wir streicheln Hunde immer ganz **vorsichtig**« (streicheln). Die Betonung des Sprechens hat noch einen anderen Zweck. Das Sprechen mit dem Baby fördert den Spracherwerb. Sprechenlernen ist die komplexeste aller menschlichen

Fertigkeiten und ein höchst erstaunlicher Prozess. Es erfordert das Hören der Sprachlaute, die Fähigkeit, diese Laute zu wiederholen und die Bedeutungen, die damit verbunden sind, wiederzuerkennen und selbst zu kombinieren. Es ist also kein bloßes Geschwätz, wenn Sie mit Ihrem Baby sprechen – von Anfang an liegt darin der Schlüssel zu Kommunikation und Sprachfähigkeit.

## STELLEN SIE ES DAR

Bis mindestens zum sechsten Lebensjahr erfassen Babys und Kinder eine Botschaft besser durch Handlungen als durch Worte allein. Ihr Baby liebt es, wenn Sie Ihre Gefühle darstellen; begleiten Sie deshalb möglichst viele Ihrer Aussagen mit Handlungen und Mimik; dabei dürfen Sie auch übertreiben – besonders beim Ausdruck von Vergnügen und Freude. Halten Sie möglichst viel Blickkontakt mit Ihrem Baby, vor allem solange es sehr klein ist.

## SICH BEHERRSCHEN LERNEN

»Sich beherrschen« bedeutet, in der Lage zu sein, mit seinen Gefühlen umzugehen und sich nicht von ihnen überwältigen zu lassen. Dazu gehört es, intensive Gefühle kontrollieren zu können.

- **Babys lernen Beherrschung von den Eltern.**
- **Wenn sie nicht im ersten Jahr erlernt wird, ist es später sehr schwer, sie zu erwerben.**

Es ist wichtig, dass schon ein Baby eine gewisse Selbstbeherrschung erwirbt. Sonst kann es später mit der Zurückweisung seiner Wünsche nur schwer umgehen; es wird eigensinnig und unbeherrscht. Typisch dafür ist ein Vorschulkind, das immer seinen Willen durchsetzen will, andere ärgert und stört – zu Hause und im Kindergarten.

## SELBSTBEHERRSCHUNG ERLERNEN

Sie können Ihrem Baby spielerisch Selbstbeherrschung beibringen. Befolgen Sie einfach in jeder Situation die drei folgenden Schritte:

- *Legitimieren Sie die Gefühle Ihres Babys.* Sagen Sie ihm: »Ich weiß, dass es wehtut«, wenn es hingefallen ist. Oder: »Das ist ärgerlich«, wenn es wegen eines Missgeschicks wütend ist.
- *Kümmern Sie sich um die Gefühle Ihres Babys.* Sagen Sie: »Mama küsst das Wehwehchen weg«, oder: »Papa ärgert sich darüber auch, weißt du?«.
- *Lenken Sie es von dem Gefühl ab.* Schlagen Sie vor: »Wenn es nicht mehr wehtut, gehen wir hinaus zum Spielen.«

## JA UND NEIN

Schon mit drei Monaten entwickeln Babys ein Gespür für den Unterschied zwischen »Ja« und »Nein«. Bald erkennen sie, dass das »Nein« den Entzug aller positiven Empfindungen bedeutet, die die Eltern bescheren – Lächeln, Blickkontakt, Körperkontakt, Spaß und Liebe.

Ein Baby lernt die Bedeutung des Wörtchens »Nein», indem es allmählich versteht, dass damit der Verlust der elterlichen Billigung verloren geht. Das Verständnis von Nein bezeichnet auch den ersten Schritt zum Verständnis der Disziplin und ist der erste Schritt der Selbstkontrolle. Eine Veränderung der Stimmlage reicht als Signal Ihrer Missbilligung aus. Wenn Ihre liebevolle Stimme beim Nein-Sagen plötzlich tonlos wird, lernt Ihr Baby, dass Nein etwas Negatives ist, das es aber durchaus vermeiden kann.

Wenn Ihr Baby positiv reagiert, belohnen Sie es mit einem Kuss. Zur Bekräftigung eines Ja nicken Sie nachdrücklich und lachen freudig dazu. Ja drückt Freude und Zustimmung aus und ist ein Zeichen Ihrer Wertschätzung. Auf diese Weise erleichtern Sie es Ihrem Baby, den Unterschied zwischen Ja und Nein zu erkennen.

# Die goldene Spielstunde

Die Bedeutung des Spiels für Babys und Kleinkinder kann nicht hoch genug eingeschätzt werden. Es bildet die Basis jeglichen Lernens. Schon das Neugeborene profitiert vom Spiel. Die ersten und besten Spielgefährten des Babys sind die Eltern. Es reagiert auf sie mit einzigartiger Offenheit und Lernbereitschaft. Die »goldene Spielstunde« liefert Ihnen und Ihrem Baby Vorschläge für eine Stunde durchdachter, strukturierter Spielfreude, abgestimmt auf die Entwicklung Ihres Babys im jeweiligen Monat.

## WAS IST DIE GOLDENE STUNDE?

Kurz gesagt ist die goldene Stunde eine Stunde, in der verschiedene Spielformen angeboten werden. Die vorgeschlagenen Aktivitäten und Spiele decken dabei die wichtigsten Bereiche der Entwicklung Ihres Babys ab, sodass seine Fähigkeiten insgesamt gefördert werden und kein Bereich vernachlässigt wird.

Immer wieder wird es vorkommen, dass Ihr Baby sich in einem Bereich schneller entwickelt als in anderen. Um dem gerecht zu werden, ist die goldene Stunde in jedem Monat unterschiedlich aufgeteilt.

## WAS SIE NUTZT

Der wichtigste Anspruch der goldenen Stunde liegt darin, dass Ihr Kind jeden Tag eine Stunde lang Ihre ungeteilte Aufmerksamkeit erhält und fühlt, dass es der Mittelpunkt ist. Dank der goldenen Stunde gelingt es Ihnen problemlos, täglich für die so wichtige Interaktion zwischen Ihnen und Ihrem Baby Zeit zu finden.

Das bedeutet Bindung für Ihr Baby. Es erweitert seinen Horizont durch Sie, es lernt, an sich selbst zu glauben und an seine Fähigkeit, Fortschritte zu machen. Sie haben Freude an Ihrem Baby und Ihr Baby lernt von Ihnen.

## SPIELSACHEN UND SPIELMATERIALIEN

Ein Baby verwandelt jeden Gegenstand in ein Spielzeug. Es gibt jedoch bestimmte Spielsachen, die die Entwicklung in besonderer Weise unterstützen.

**Spiegel** Wenn Sie für Ihr Baby einen kleinen Spiegel in der Wiege befestigen (auf Sicherheit achten!), kann es sein Gesicht betrachten. Es lernt, seinen Blick zu fokussieren. Ältere Babys betrachten gern ihr eigenes und das Spiegelbild der Eltern.

**Mobiles** Schon beim Neugeborenen stimuliert ein Mobile, 20–25 cm über ihm, das Sehvermögen.

**Rasseln** Eine Rassel fördert das Verständnis von Ursache und Wirkung.

**Bauklötze** Sie lehren fühlen, greifen und stapeln.

**Musik und Kinderlieder** Klassische Musik fördert mathematisches Denken, Logik und Sprache. Lieder und Klatschspiele fördern Sprechen und Sozialkompetenz.

**Bücher und Geschichten** Lesen Sie Ihrem Baby so früh wie möglich Geschichten vor und schauen Sie gemeinsam Bücher an.

## DIE GOLDENE STUNDE UMSETZEN

Auf den folgenden Seiten erhalten Sie Anregungen, wie Sie Ihr Baby Monat für Monat in den fünf wichtigsten Bereichen der Entwicklung unterstützen können. Am Ende eines Abschnitts werden jeweils Spiele und Aktivitäten vorgeschlagen, die die unten angeführten Bereiche in besonderer Weise fördern. Die abgebildete Uhr der **goldenen Stunde** gibt einen Anhaltspunkt dafür, wie lange Sie bei jedem Bereich verweilen sollten. Sie erhalten außerdem Vorschläge für Spielmaterialien, die Sie für die Spiele verwenden können. Lassen Sie jedoch Ihrer Fantasie freien Lauf.

**Seien Sie flexibel**

Die **goldene Stunde** sollte flexibel gehandhabt werden. Auch wenn sie auf 60 Minuten angelegt ist, muss sie nicht an einem Stück durchgeführt werden. Sie können Sie in 10-Minuten-Abschnitte oder viertelstündliche Spielsitzungen aufteilen – wie es Ihren Erfordernissen am besten entspricht. Ihr Baby hat jedoch mehr von einer längeren Spielphase als von gelegentlichen fünf Minuten.

### ANLEITUNG ZUR GOLDENEN UHR

*Die Zahlen beziehen sich auf die Spiele und Aktivitäten, die an diesem Punkt der Entwicklung besonders geeignet sind. Sie geben hier Beispiele aus jeder Kategorie.*

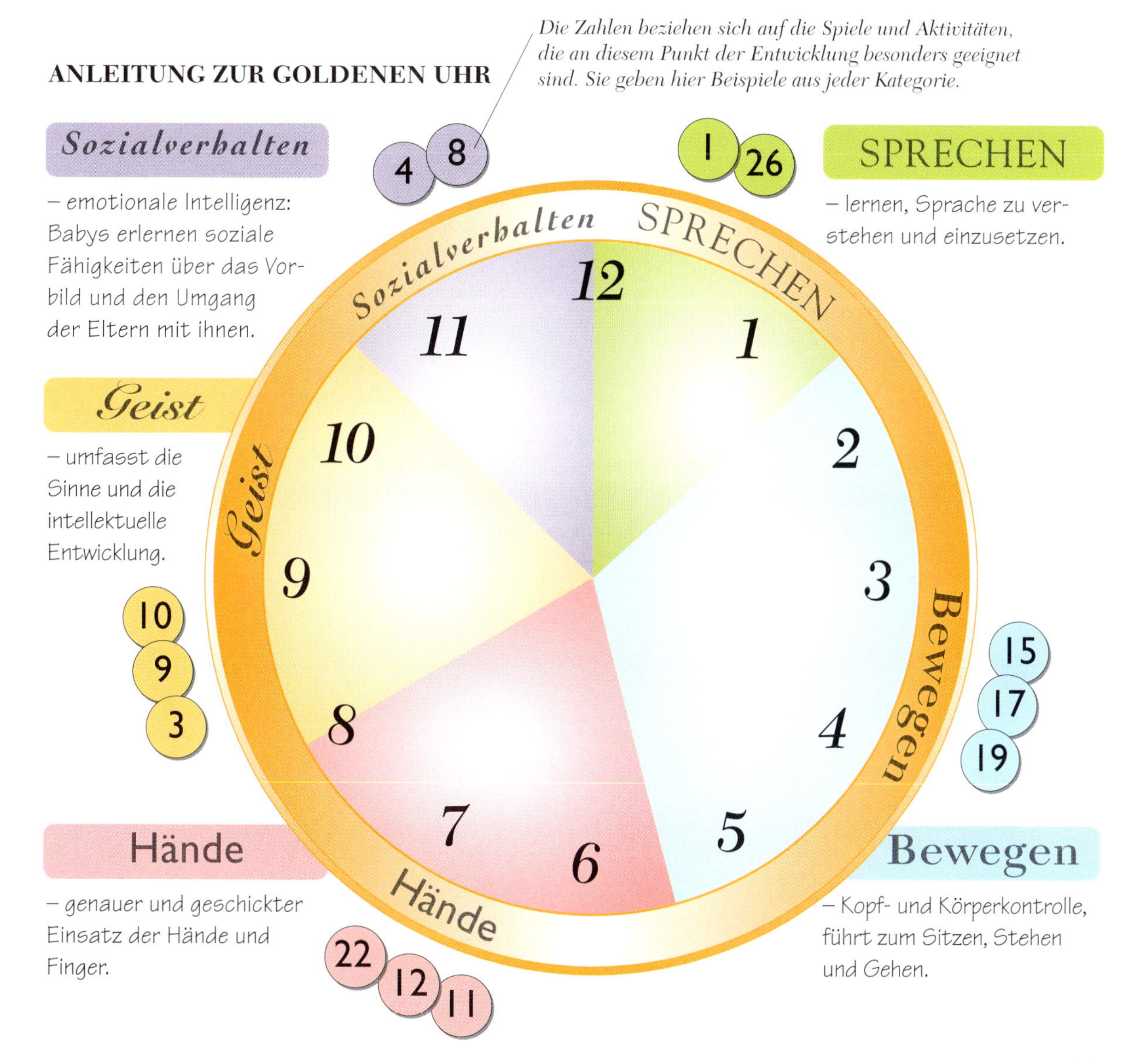

# Monat für Monat –

Hier finden Sie die wichtigsten Fertigkeiten Ihres Babys in einem Entwicklungsplan. Auf diese Weise gewinnen Sie eine Vorstellung davon, wann eine bestimmte Fähigkeit erworben wird. Der genaue Zeitpunkt kann

## Entwicklungsplan

Monate | 0-1 | 1-2 | 2-3 | 3-4 | 4-5

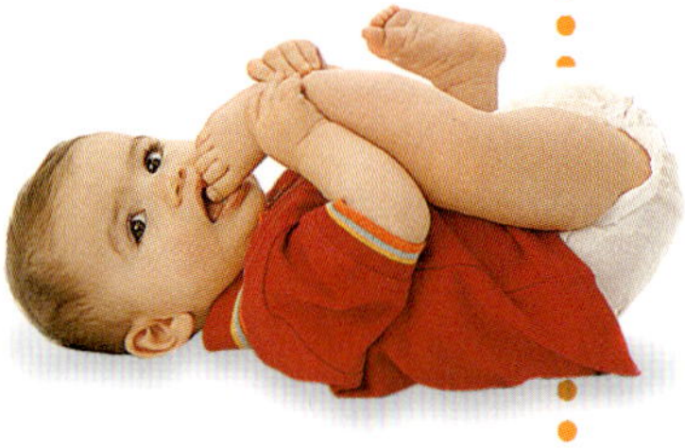

**Geist**
- aufgeregt beim Anblick der Brust/Flas
- betrachtet die eigene Hand
- spontanes Lächeln
- hört zu, ist aufmerksam

**Bewegen**
- hält Oberkörper aufre
- hebt den Kopf um 45°

**SPRECHEN**
- schnaubt und gurgelt
- kiekst
- Mundbewegungen

**Hände**
- greift nach einer Rassel
- hält Hände geöffnet
- umfasst Ihren Finger

**Sozialverhalten**
- weint bei ernstem Tonfall Ihrer Stimm
- windet sich, wenn es Sie sieht

# was Ihr Baby kann

dabei jedoch stark variieren. Wenn das Baby eine wichtige Fertigkeit erworben hat, hat es einen »Meilenstein« erreicht. Erst wenn eine Fertigkeit erworben worden ist, kann es zur nächsten fortschreiten.

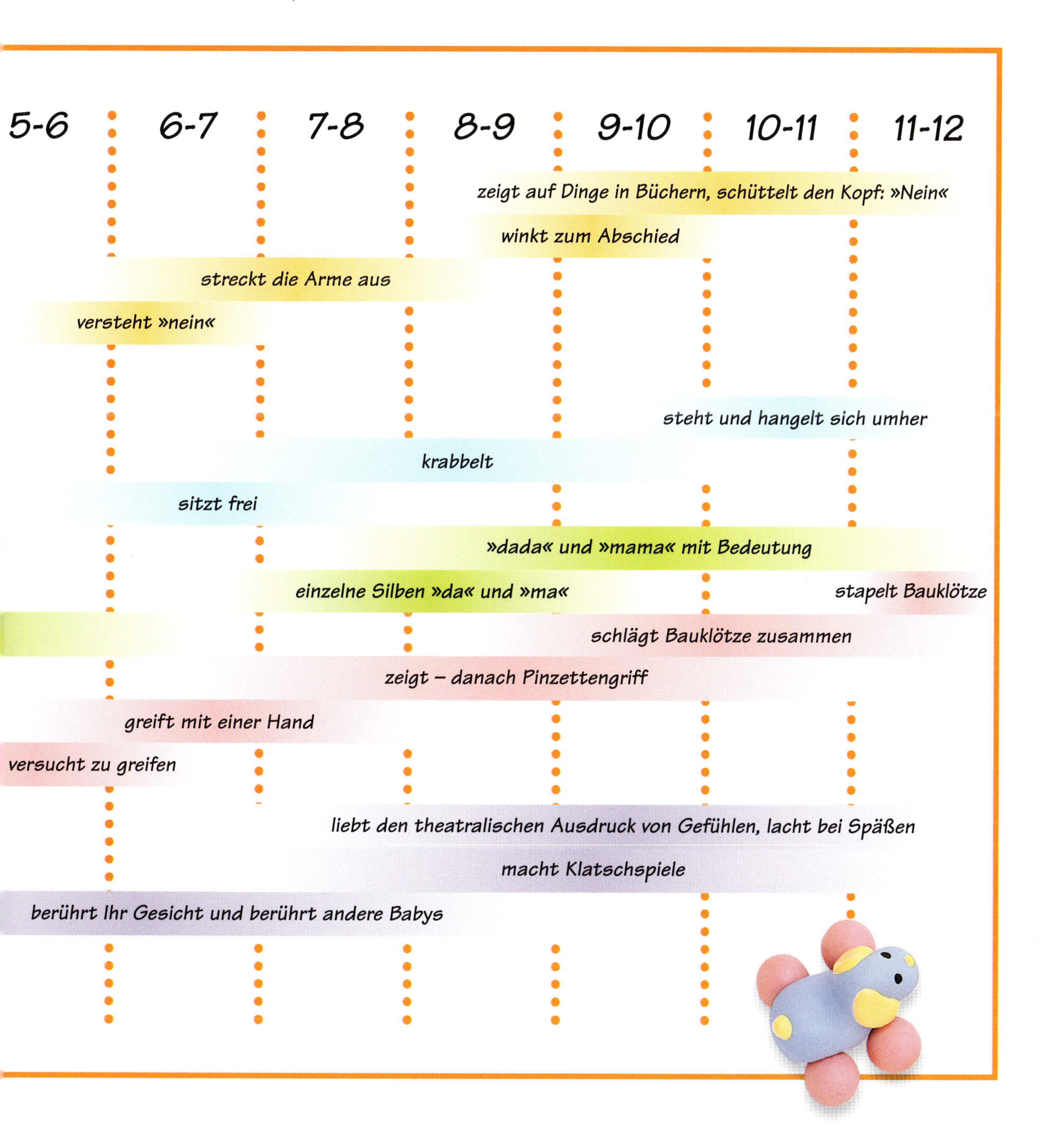

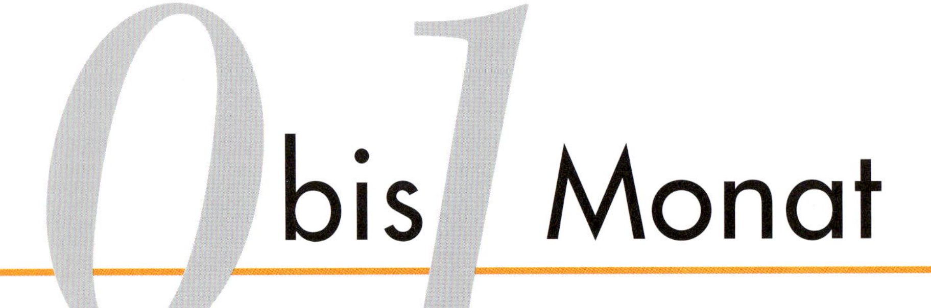

# 0 bis 1 Monat

Fasziniert haben Sie die Ankunft Ihres Babys erlebt, aber Sie sind vermutlich auch etwas unsicher, wie man mit diesem winzigen Wesen umgehen soll, das so zerbrechlich wirkt. Doch Ihr Neugeborenes ist vom Augenblick der Geburt an

- ein hoch entwickelter Mensch mit vielen Fertigkeiten,
- viel robuster, als Sie denken, und mit einem starken Überlebensinstinkt ausgestattet.

## Babys Fähigkeiten bei der Geburt

*Zwar ist Ihr Baby bei der Geburt körperlich hilflos, aber es besitzt eine Reihe verblüffender Fähigkeiten. Ihr Neugeborenes • ist bereit, zu kommunizieren, • ist darauf »programmiert«, die Mimik und die Laute, die Sie beim Sprechen bilden, zu imitieren, • sieht in einem Abstand von 20–25 cm deutlich und reagiert aus dieser Entfernung aufgeregt auf Ihr Gesicht, • kann aus 20–25 cm Entfernung Gefühle »lesen« und lächelt vielleicht, wenn es Sie lächeln sieht, • kann Ihre Stimme deutlich hören und wiedererkennen, • macht Mundbewegungen, wenn Sie aus einer Entfernung von 20–25 cm mit ihm sprechen.*

# Glückwunsch! Das Warten ist vorüber – Ihr Baby ist da. Aber glauben Sie nicht, dass es in dieser Entwicklungsphase nur schlafen und trinken wird …

## Geist

Ihr Baby **»versteht«** vom Augenblick der Geburt an. Sie können seine Fortschritte im ersten Monat verfolgen. Zum Beispiel:

**1. Tag** Es **»hält inne«**, wenn es Ihre Stimme hört – es wird ruhig und aufmerksam und es konzentriert sich aufs Hören.

**3. Tag** Es **reagiert**, wenn es angesprochen wird, und sein Blick wird intensiv.

**5. Tag** Aus 20-25 cm Entfernung betrachtet es fasziniert Dinge, die sich bewegen, und es beobachtet daher auch voller Interesse, wie sich Ihre Lippen bewegen oder Ihre Finger wedeln.

**9. Tag** Seine **Augen bewegen sich schneller**, wenn es eine hohe Stimme hört; Es reagiert mehr auf eine hohe Stimmlage als auf eine tiefe; Sie dürfen ruhig in Babysprache mit ihm reden.

**14. Tag** Es kann Sie von anderen Menschen unterscheiden.

**18. Tag** Es **wendet seinen Kopf** zu einer Geräuschquelle hin.

**28. Tag** Es lernt, Gefühle **auszudrücken** und zu **kontrollieren** und passt sein Verhalten Ihrer Stimme an: Es wird aufgeregt, wenn Sie laut sprechen, und ruhig, wenn Ihre Stimme sanft klingt.

## DIE REFLEXE DES NEUGEBORENEN

Bei der Geburt ist Ihr Baby mit einer Reihe von Reflexen ausgestattet, die seinem natürlichen Überlebensinstinkt entspringen. Diese Reflexe verlieren sich im Alter von drei Monaten. Wäre dies nicht der Fall, würde seine Entwicklung verzögert und neue Fähigkeiten könnten sich nicht ausbilden.

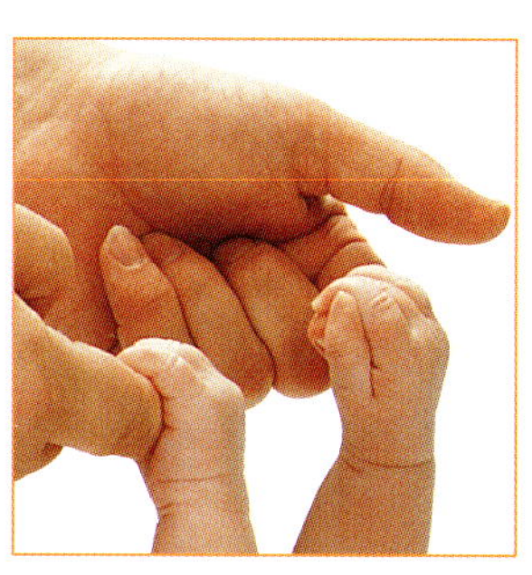

**Greifreflex**
Wenn Sie Ihre Finger in die Handfläche Ihres Babys legen, umfasst es sie so fest, dass es sein eigenes Gewicht tragen kann, wenn Sie es vorsichtig hochziehen.

**Suchreflex**
Wenn Sie mit Ihrem Finger vorsichtig rhythmisch über seine Wange streichen, wendet es sich Ihrer Hand zu und »sucht« die Brustwarze, um daran zu saugen.

**Schreitreflex**
Wenn Sie Ihr Baby aufrecht halten und seine Füße den Untergrund berühren, macht es Schrittbewegungen. Es stellt den Fuß hoch, wenn sein Schienbein den Tischrand berührt.

**»Moro«-Reflex**
Wenn es erschrickt oder zu fallen meint, wirft es Arme und Beine nach außen. Man glaubt, dass dieser Instinkt aus der Zeit herrührt, als die Menschen auf Bäumen lebten und diese Technik zu Abfederung eines Falls benötigten.

# Bewegen

Das Bewegungsvermögen ist in dieser Phase noch eingeschränkt, weil die Kraft fehlt; aber vom ersten Lebenstag an beginnt Ihr Baby **seine Muskeln auszuprobieren** und es
- kann kleine Bewegungen machen und seine Stellung leicht korrigieren – in Bauchlage hebt es die Füße und versucht, die **Knie** zu **beugen**;
- dreht im Liegen den Kopf auf seine bevorzugte Seite und in Bauchlage versucht es, den **Kopf anzuheben**; das Anheben des Kopfes ist aber noch mehrere Wochen lang sehr schwierig, weil er für Rücken und Nackenmuskeln zu schwer ist;
- zuckt und windet sich und macht **Schrittbewegungen**, wenn es in einer aufrechten Position gehalten wird;
- zieht in Rückenlage die Beine an;
- bringt seinen **Kopf ruckartig in** eine **aufrechte Stellung,** wenn Sie es an Ihre Schulter nehmen.

# Hände

Es dauert eine Weile, bis Ihr Baby erkennt, dass seine Hände ein Teil von ihm selbst sind und es sie kontrollieren kann – seine Finger bleiben mindestens drei Wochen lang fest nach innen gekrümmt. Sobald es den Greifreflex verloren hat (siehe S. 15), entspannen sich die Hände und öffnen sich. Bis dahin würde es selbst im Schlaf Ihren Finger umklammern.

# Sprechen

Ihr Baby verfügt bei der Geburt über eine »Antenne« für Geräusche und hat den dringenden Wunsch sich mitzuteilen.
- Von Geburt an **reagiert** es, wenn Sie aus 20–25 cm Entfernung lebhaft zu ihm sprechen, durch eigene Bewegungen von Lippen und Zunge.
- Schon mit zwei Wochen bildet es seine eigenen, **unspezifischen** Laute.
- Bereits mit drei Wochen verfügt es über ein **Vokabular** an Babylauten.
- Mit vier Wochen begreift es, dass man sich bei einer Unterhaltung abwechselt, und »antwortet« Ihnen.
- Von klein an **führt es die Unterhaltung**, Sie folgen ihm.

# *Sozialverhalten*

Ihr Baby wird als soziales Wesen geboren und verlangt nach Gesellschaft; daher
- will es Ihnen antworten und **hört** und **betrachtet** intensiv die Umgebung und demonstriert dies mit Mundbewegungen, dem Herausstrecken der Zunge, Nicken, ruckartigen Bewegungen, Ausbreiten der Hände und Spreizen der Finger;
- **lächelt es von Geburt an**, wenn Sie aus einer Entfernung von 20–25 cm mit ihm sprechen und es anlächeln;
- liebt es **Blick- und Hautkontakt**, besonders beim Füttern;
- kann es seine **Gefühle zeigen**; dabei lächelt es und schneidet Grimassen – und es wird **aufgeregt**, wenn es eine barsch klingende Stimme hört.

# Die goldene Stunde

(Wie Sie die goldene Stunde umsetzen, lesen Sie bitte auf S. 10–11 nach.)

Ihr Neugeborenes trinkt und schläft die meiste Zeit, doch Sie können seine Wachzeiten nutzen, um seinem Bedürfnis nach Kommunikation und Spiel nachzukommen.

**»Sprechen Sie immer mit Ihrem Baby.«**

Sozialverhalten 1 26 45
SPRECHEN 1 25 26
Bewegen 2 37
Hände 27 40
Geist 46 25 2

12 1 2 3 4 5 6 7 8 9 10 11

## Sozialverhalten

**Schmusen** Sie mit ihm, wenn es wach ist. Vater und Mutter sollten so oft wie möglich Hautkontakt mit dem Baby haben. Durch sanftes Streicheln und Liebkosen schenken Sie Ihrem Baby das Gefühl, geliebt und geborgen zu sein.

## SPRECHEN

Beginnen Sie ab der Geburt mit Ihrem Baby zu **sprechen** und verwöhnen Sie es beständig durch Sprache. Nennen Sie es immer wieder beim Namen.

## Bewegen

**Strecken Sie die Glieder** Ihres Babys sanft, damit es sich zu strecken lernt. Probieren Sie eine Babymassage, die Körperbewusstsein und Spannkraft erhöht.

## Geist

Spielen Sie Ihrem Baby **klassische Musik** vor. Sie beruhigt es und regt es zum Zuhören und zur Lautbildung an. Und, ob Sie es glauben oder nicht, sie fördert die späteren Rechenleistungen. Geeignetes Spielmaterial: **Musikkassette**

## Hände

**Spielen** Sie mit seinen Händen und Fingern, um es anzuregen, die Fäuste zu öffnen.
Spielmaterial: **Stoffwürfel, Kuscheltiere**

# 1 Erste Gespräche

Es ist kein »sinnloses Geschwätz«, wenn Sie mit Ihrem Neugeborenen sprechen, sondern der **erste Schritt** auf dem Weg zum Sprechenlernen. Das **konzentrierte, zugewandte Sprechen** mit dem Baby aus 20–25 cm Entfernung fördert viele Fertigkeiten, vor allem die Nachahmung, die beste **»Lernhilfe«** Ihres Babys. Beginnen Sie mit der Geburt.

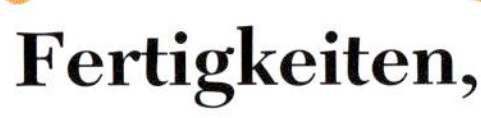

**Fertigkeiten,**

die Ihr Baby bei diesen Spielen übt:

*• Sprechen und kommunizieren • Zuhören • Betrachten • Sozialverhalten • Beziehungen eingehen • Stimmungen erkennen • Mit Gefühlen umgehen • Nachahmung*

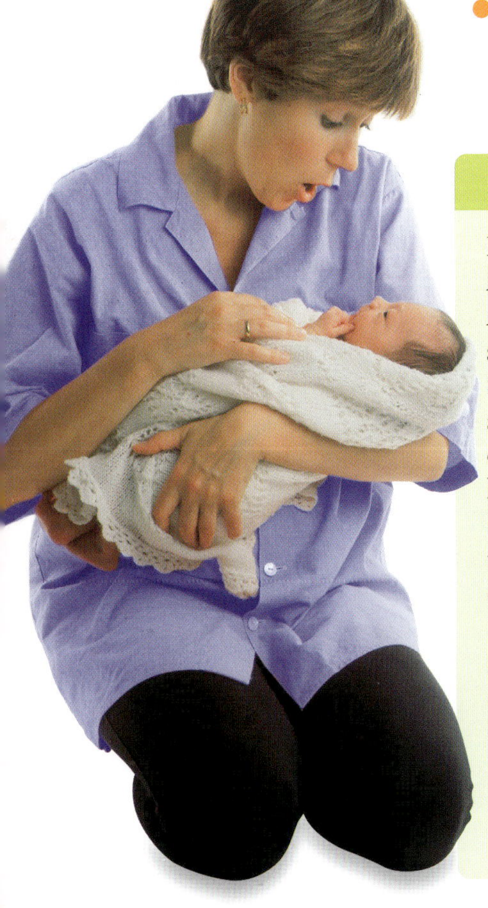

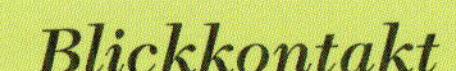

### *Blickkontakt*

Halten Sie Ihr Baby in Ihren Armen; Ihr Gesicht hat einen Abstand von 20–25 cm zu seinem Gesichtsfeld. Schauen Sie ihm in die Augen und fesseln Sie seine Aufmerksamkeit durch Sprechen, Lächeln und langsames Nicken. Es macht Bewegungen mit dem Mund und schiebt die Zunge heraus – es imitiert die Bewegungen Ihres Gesichts und versucht, zu antworten. Verstärken Sie diese Reaktion durch deutliche Ermutigung; machen Sie eine Sekunde Pause, damit es seinen Part im Rhythmus der Unterhaltung aufgreifen kann.

### *Namensspiel*

Wiegen Sie Ihr Baby in Ihren Armen und halten Sie Ihren Kopf in 20–25 cm Entfernung zu seinem Gesicht. Nennen Sie immer wieder seinen Namen, bis es aufmerksam wird. Nun loben Sie es mehrere Male freudig.

### *Mimik verdeutlichen*

Wiegen Sie Ihr Baby im Arm und stellen Sie verschiedene Gefühle durch den entsprechenden Gesichtsausdruck dar. Beschreiben Sie dabei die Gefühlsregungen, die Ihr Gesicht ausdrückt: »Mama ist so froh, dass sie lacht« (lachen); »Mama ist so erstaunt, dass sie die Stirn runzelt« (Stirn runzeln).

### *Betrachten und lernen*

Befestigen Sie einen Spiegel am Babybettchen, damit Ihr Baby sein Gesicht betrachten kann. Daneben können Sie ein Foto von sich anbringen.

# ② Es bewegt sich

Ein sich bewegendes Objekt, das in 20–25 cm Entfernung vom Gesichtsfeld Ihres Neugeborenen angebracht wird, stimuliert **sein Sehvermögen**; es kann den Gegenstand sehen, ihn allerdings aus dieser Entfernung noch nicht fokussieren. Wenn sich der – am besten glänzende – Gegenstand bewegt, versucht es, **seine Augen zu bewegen**, um ihn in seinem Gesichtsfeld zu behalten. Dies stärkt die Augenmuskulatur und das Baby lernt dabei, beide Augen simultan auszurichten und gleichzeitig **den Kopf zu bewegen**.

**Fertigkeiten,**
die Ihr Baby bei diesen Spielen übt:
• *Sehen* • *Mit den Augen verfolgen (äußere Augenmuskeln)* • *Fokussieren (innere Muskeln)* • *Kopfdrehung zu Geräusch oder Bewegung hin* • *Verständnis* • *Konzentration* • *Nackenkräftigung*

### *Im Blickpunkt*

Lassen Sie ein glänzendes Mobile 20–25 cm über dem Gesicht Ihres auf dem Rücken liegenden Babys baumeln. Lassen Sie es langsam auf und ab wippen und rufen Sie seinen Namen. Fixiert es das Mobile, loben Sie es.

### *Wo ist der Finger?*

Schnippen Sie in 20–25 cm Entfernung vom Gesichtsfeld Ihres Babys vorsichtig mit den Fingern. Bringen Sie Ihr Gesicht nun auf die Höhe der Fingerspitzen und rufen seinen Namen. Wenn es Ihre Finger bemerkt, loben Sie es.

### *Den Finger verfolgen*

Schnippen Sie mit den Fingern und bewegen Sie sie langsam auf eine Seite; rufen Sie dabei den Namen Ihres Babys. Es wird versuchen, mit den Augen den Bewegungen Ihrer Finger zu folgen. Loben Sie es.


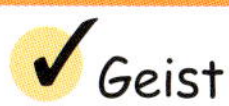

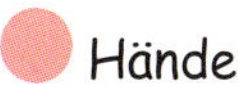

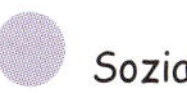

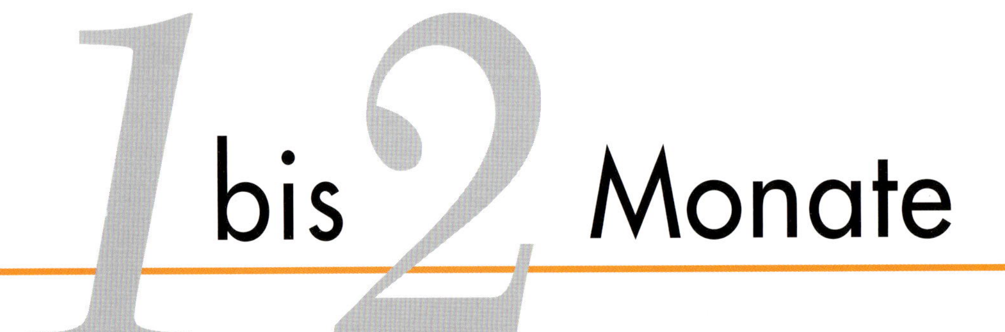

# 1 bis 2 Monate

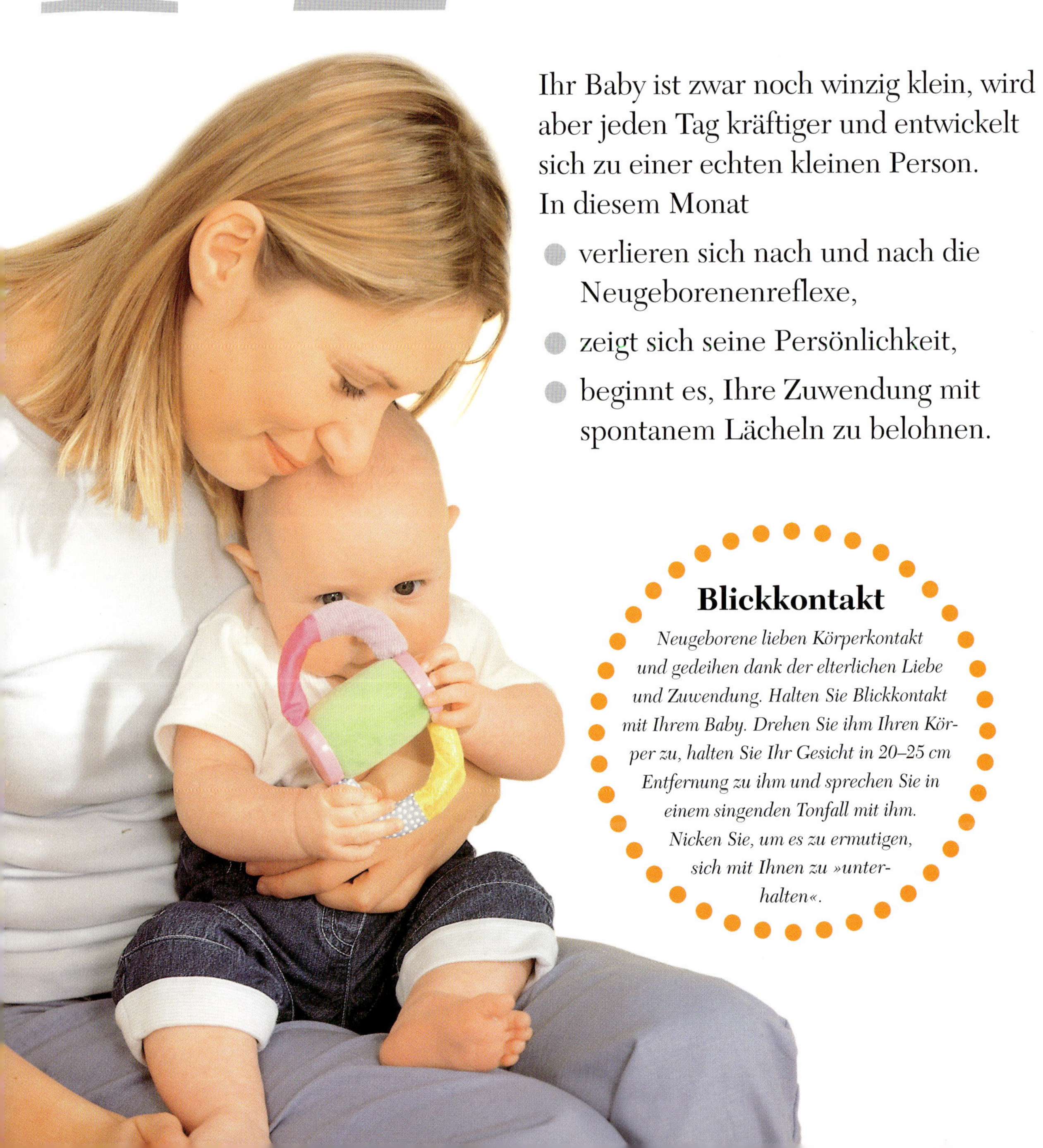

Ihr Baby ist zwar noch winzig klein, wird aber jeden Tag kräftiger und entwickelt sich zu einer echten kleinen Person. In diesem Monat

- verlieren sich nach und nach die Neugeborenenreflexe,
- zeigt sich seine Persönlichkeit,
- beginnt es, Ihre Zuwendung mit spontanem Lächeln zu belohnen.

**Blickkontakt**

*Neugeborene lieben Körperkontakt und gedeihen dank der elterlichen Liebe und Zuwendung. Halten Sie Blickkontakt mit Ihrem Baby. Drehen Sie ihm Ihren Körper zu, halten Sie Ihr Gesicht in 20–25 cm Entfernung zu ihm und sprechen Sie in einem singenden Tonfall mit ihm. Nicken Sie, um es zu ermutigen, sich mit Ihnen zu »unterhalten«.*

Inzwischen ist Ihr Baby schon längere Zeit wach und Sie erkennen Phasen, in denen es besonders aufmerksam ist – es ist bereit zum Spielen und Lernen.

## Hände

Bald ist Ihr Baby von seinen Händen fasziniert. Es

- verliert bis zum Ende des zweiten Monats den Klammerreflex – seine Finger sind nur noch selten zur Faust geballt, sie bleiben meist weit geöffnet, bereit, Dinge zu **umklammern**;
- wird sich seiner **Finger** bewusst und beginnt gegen Ende des zweiten Monats, sie intensiv zu **untersuchen**;
- hat sehr empfindsame Fingerspitzen; Ihr Baby mag es, wenn Sie sie halten, **kitzeln** und **massieren**;
- versucht vielleicht, mit dem ganzen Arm nach einem angebotenen Spielzeug zu fassen; es gelingt ihm aber noch nicht – die Armbewegungen sind zwar schon zielgerichteter, doch die Fähigkeit, die Entfernung zwischen dem Objekt und seiner Hand abzuschätzen (die so genannte **Augen-Hand-Koordination**), ist, ebenso wie die Muskelkontrolle, noch sehr gering entwickelt.

## Sprechen

Ihr Baby besitzt von Natur aus den Wunsch, mit Ihnen zu kommunizieren. Daher

- antwortet es mit **Gutturallauten**, wenn Sie mit ihm sprechen;
- ist sein **Gehör besonders empfänglich** für den hohen, singsangähnlichen Tonfall der Eltern, vor allem der Mütter, in dem sie instinktiv mit ihren kleinen Babys sprechen;
- windet es den ganzen Körper bei dem Versuch, **die Zunge herauszustrecken**, wenn Sie lebhaft mit ihm sprechen;
- kann es einfache **Vokallaute** bilden, wie »eh«, »ah«, »uh« und »oh«;
- kann es bald in Laute **einstimmen**, wenn Sie beim Sprechen eine Entfernung von 20–25 cm zu ihm einnehmen und es ansehen.

## Bewegen

In seinen Wachzeiten übt Ihr Baby seine Muskelkraft. Das Baby

- versucht **den Kopf anzuheben** und kann ihn aus der Bauchlage heraus ein oder zwei Sekunden in einem Winkel von 45° halten – ein Zeichen dafür, dass seine Nackenmuskulatur kräftiger wird;
- kann **seinen Kopf** am Ende des zweiten Monats einige Sekunden lang **halten**, wenn Sie seine Brust umfassen und es aufrecht halten;
- hat die embryonal gekrümmte Haltung vollständig aufgegeben und kann mit den Beinen eine Sekunde lang **sein Körpergewicht tragen**.

## Geist

Ihr Baby interessiert sich stärker für seine Umgebung; bald

- weiß es, wer Sie sind, und **erkennt Sie wieder**; es freut sich, wenn es Sie sieht und zeigt seine Aufregung durch Strampeln und Winken mit Armen und Beinen;
- **lächelt es oft**, weil seine Augen auf jede Entfernung fokussieren können (mit 6 Wochen);
- **beobachtet es das Geschehen** in seiner Umgebung, wenn es abgestützt sitzt, und schaut **in die Richtung**, aus der es Geräusche und Bewegungen wahrnimmt;
- betrachtet es aufmerksam und ausdauernd Dinge, die es **interessieren.**

## Sozialverhalten

Ihr Baby wird geselliger; es

- bleibt nach einer Mahlzeit längere Zeit wach und beobachtet Sie gern;
- kann Ihnen verständlich machen, was ihm nicht gefällt und was es **stört**;
- **erkennt** Ihre Stimme wieder und **gluckst** als Reaktion auf Ihre Ansprache;
- lächelt schon aus einiger Entfernung und **zeigt** so **seine Freude**;
- ist ein geborener **Schauspieler** und wird Sie genau beobachten und imitieren; führen Sie Ihre Gesten möglichst theatralisch aus und machen Sie deutlich, dass Ihre Beziehung auf Humor, Güte, Fürsorge und Liebe basiert;
- liebt jede Form **körperlicher Zuwendung**; daher lautet die Regel: Bei jeder Gelegenheit schmusen!

### Auf das Baby reagieren

*Wenn Ihr Baby zeigt, dass es nach Ihnen verlangt, gehen Sie mit ausgebreiteten Armen zu ihm, nennen es beim Namen und sagen, dass Sie zu ihm kommen. Gesten kündigen die Worte an und es erfährt durch Ihre positive Reaktion auf seinen Wunsch schon ohne Worte, dass Sie es verstehen.*

»Ich brauche **Körperkontakt, Liebe und Lächeln.**«

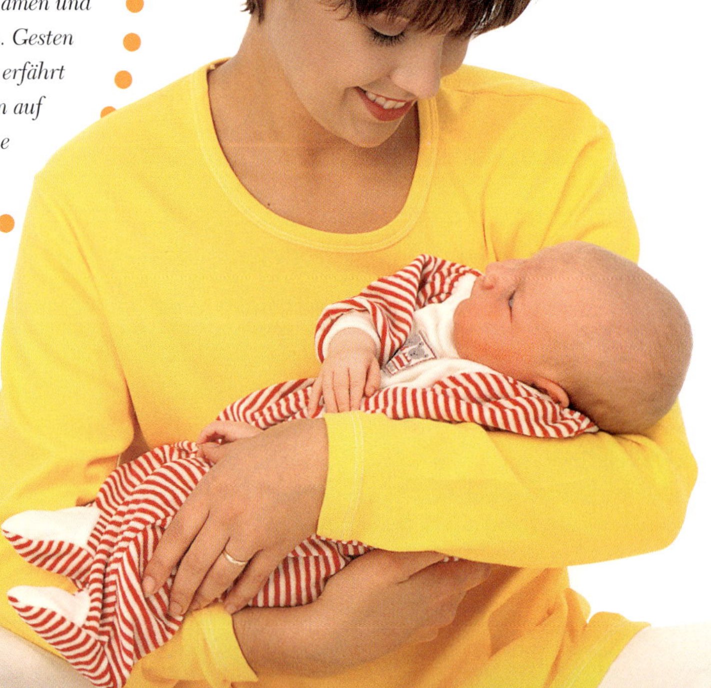

# Die goldene Stunde

Sein Gehirn wächst rasant, der Schwerpunkt liegt jetzt auf intellektueller Förderung. Die intellektuelle Entwicklung hängt mit dem stereoskopischen Sehen zusammen; die Augen arbeiten zusammen und erwerben die Fähigkeit, Bilder auf alle Entfernungen zu fokussieren.

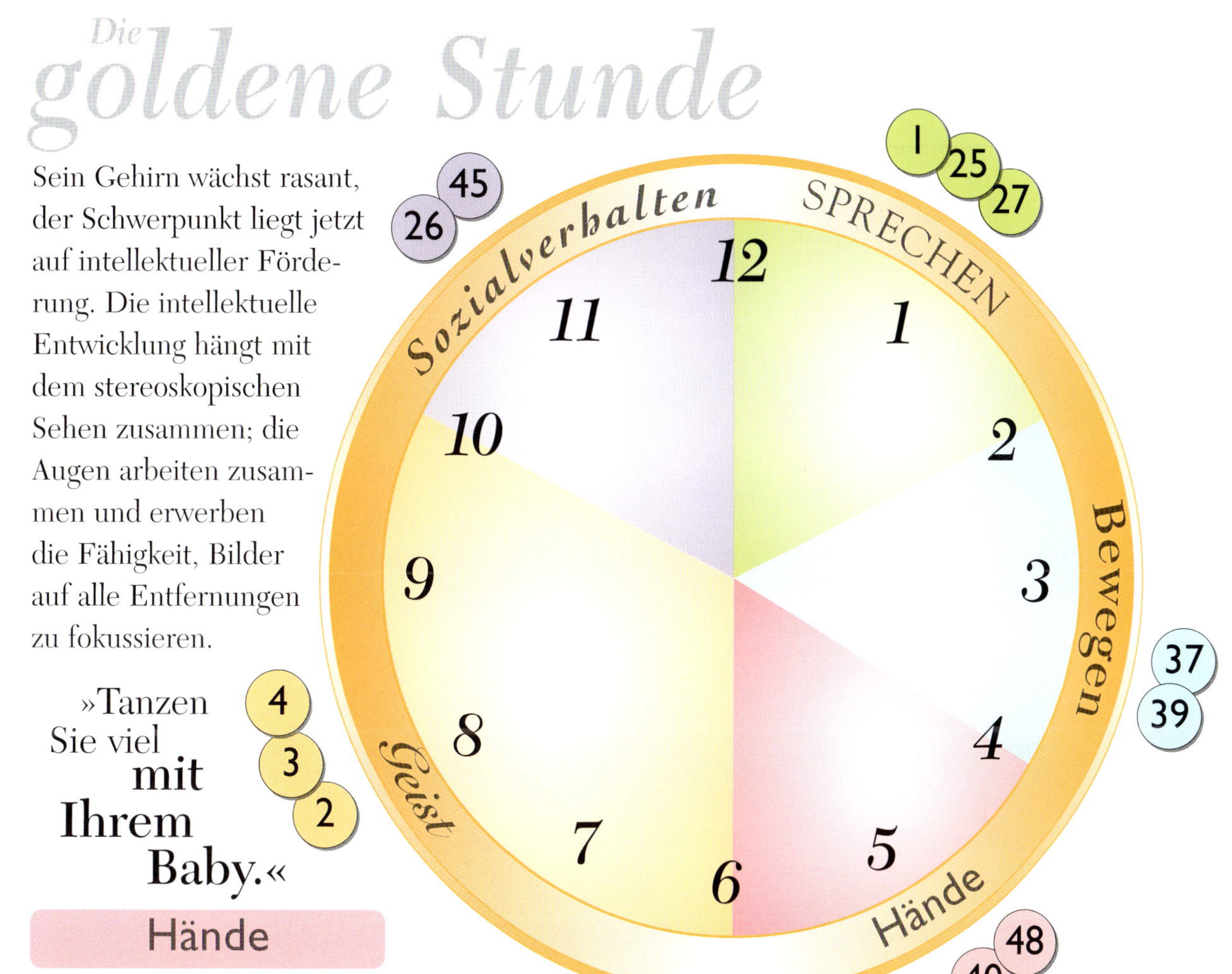


»Tanzen Sie viel **mit Ihrem Baby.**«

## Hände

Unterstützen Sie seine Wahrnehmung der Hände durch **taktile Anregung**. Öffnen Sie seine Hände und kitzeln Sie seine Handflächen. Spielmaterial: **Babytrapez, Stoffwürfel**

## Bewegen

Die Nackenmuskulatur wird kräftiger; konzentrieren Sie sich daher auf Spiele zur Förderung der Kopfkontrolle. Nehmen Sie es in einen Babytragesitz und **stützen seinen Kopf** oder tragen es an Ihrer Schulter.

## Geist

Wenn es lächelt, lächeln Sie zurück und **sagen ihm, wie klug es ist**. Lächeln beweist Zufriedenheit; also lassen Sie Ihr Baby wissen, dass auch Sie glücklich sind. Es betrachtet gern Sachen; achten Sie darauf, dass es verschiedene Dinge zum Betrachten hat. Tauschen Sie Bilder oder **Mobiles** über seinem Bettchen häufig aus. Spielmaterial: **Mobile, Rassel, Wandfries**

## SPRECHEN

Nun, da es seine ersten Vokallaute bildet, sollten Sie immer eine Unterhaltung mit ihm führen. Sprechen Sie in einem **Singsang-Tonfall** (die meisten Eltern tun dies instinktiv) und bewegen Sie sich **wiegend, schaukelnd** und singend zu Musik oder singen Sie Wiegenlieder. Spielmaterial: **Musikkassetten**

# ③ Bücher einführen

Die **Bedeutung von Büchern** für die Entwicklung eines Kindes lässt sich nicht hoch genug einschätzen. Als erstes Buch (etwa mit einem Monat) ist ein Stoffbilderbuch mit einfachen **Bildern**, vielleicht sogar mit Fühlmaterialien, geeignet. Anfangs wird nicht vorgelesen, sondern es werden die Bilder gemeinsam angeschaut und erklärt. Wenn es etwa ein Jahr alt ist, sind Pappbilderbücher geeignet, bei denen es **selbst umblättern** kann.

**Fertigkeiten,**
die Ihr Baby bei diesen Spielen übt:
*• Sehen • Betrachten • Konzentration • Begriffliches Denken • Gedächtnis • Sprechen • Kognitives Denken • Sozialverhalten • Teilen • Handgeschicklichkeit*

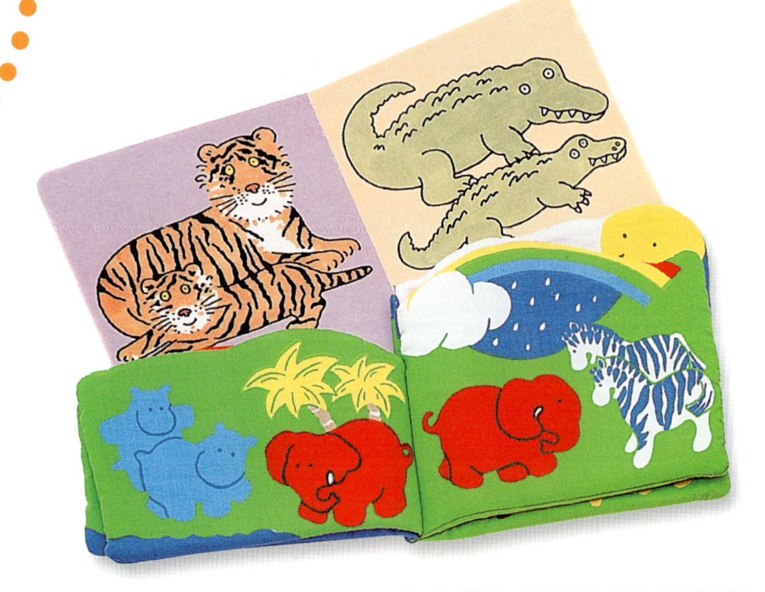

### *Anschmiegen*

Ihr Baby ist in Ihre Armbeuge geschmiegt und Sie betrachten gemeinsam ein Stoffbilderbuch mit hellen Farben. Sprechen Sie über die Bilder.

### *Sehen und berühren*

Lenken Sie seine Aufmerksamkeit auf die Materialien bei Stoff- oder Fühlbilderbüchern. Wenn es alt genug ist, kann es sie befühlen und den Buchdeckel heben.

### *Tiergeräusche*

Schauen Sie mit Ihrem Baby ein Tierbilderbuch an. Beschreiben Sie die Tiere und ahmen Sie ihre Laute nach.

### *Was tun sie?*

Zeigen Sie Ihrem älteren Baby ein Buch mit Abbildungen von Dingen des täglichen Gebrauchs: »Da ist ein Auto. Autos machen ›brrumm‹. Wir fahren mit dem Auto zum Einkaufen in den Supermarkt.«


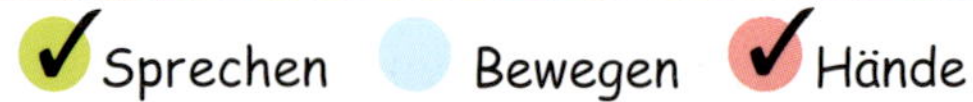
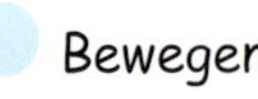

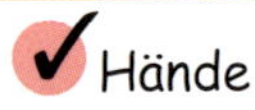

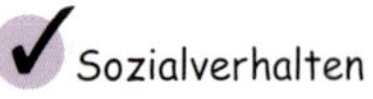

# 4 Lachspiele

Diese Spiele lehren Ihr Baby etwas über die **Freude** und **Interaktion** beim Spiel und können auch recht **schwierige Konzepte vermitteln**. Sie müssen es nur ein paar Mal erst langsam und dann schnell **kitzeln** – gleichzeitig beschreiben und ausführen – und es wird diese Abfolge erwarten. Lachen ist etwas Wunderbares – Ihr Baby genießt es und Sie ebenfalls. Denn was gibt es **Schöneres** für Eltern als das ungekünstelte Glucksen Ihres Babys?

**Fertigkeiten,**
die Ihr Baby bei diesen Spielen übt:
• *Sozialverhalten* • *Eine Vorstellung von Witz* • *Sicherheit* • *Fühlen* • *Lachen* • *Sprechen*

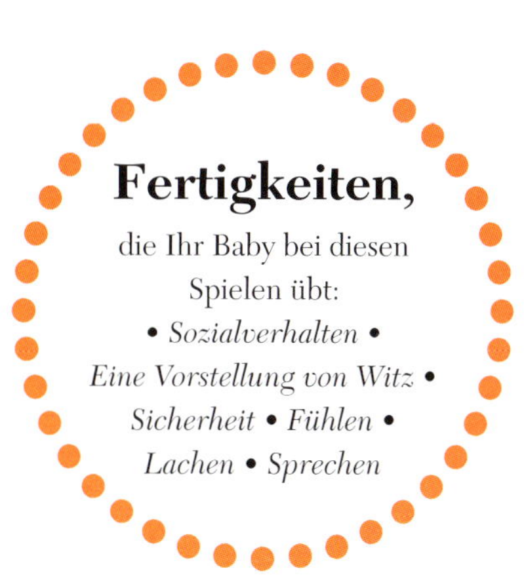

## *Schnelles und langsames Kitzeln*

Kitzeln Sie Ihr Baby vorsichtig am Bauch; erklären Sie, was Sie tun. Dann kitzeln Sie abwechselnd langsam und schnell und beschreiben diesen Wechsel.

## *»Blubbern«*

»Blubbern« Sie auf dem Bauch Ihres Babys – es liebt das Prickeln und das lustige Geräusch. Dann blubbern Sie in die Luft – so laut Sie können. Ermuntern Sie es ebenfalls dazu.

## *Rundherum ...*

Kitzeln Sie Ihr Baby unter den Armen und an den Fußsohlen – erst schnell und dann langsam. Spielen Sie »Didel, didel Dänzchen« auf der Handfläche oder rund um den Bauchnabel.

## *Zungenspiel*

Nehmen Sie Ihr Baby auf den Arm, strecken Sie mehrmals Ihre Zunge heraus und ziehen sie wieder zurück. Ermuntern Sie Ihr Baby, es nachzumachen.

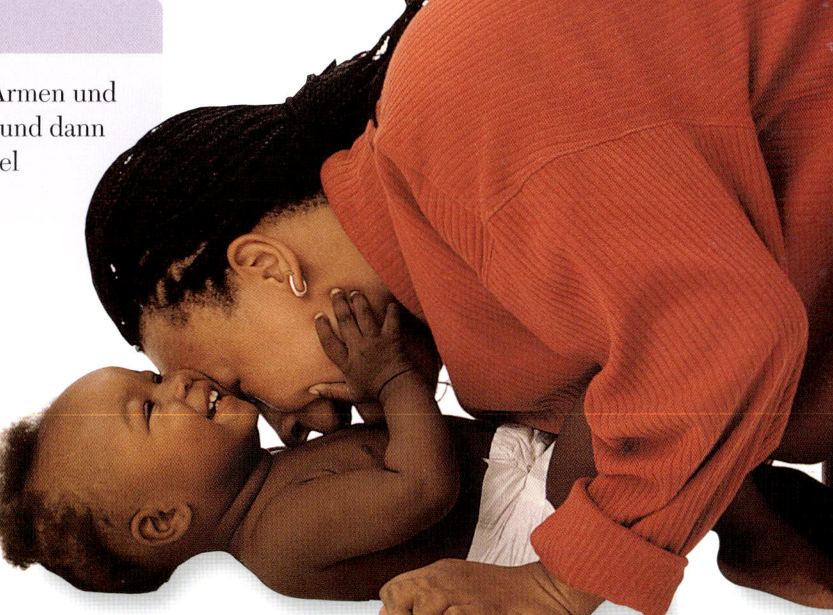

# 2 bis 3 Monate

Von nun an beschleunigt sich die Entwicklung Ihres Babys deutlich; Sie stellen fest, dass es

- mit den Menschen in seiner Umgebung kommunizieren will,
- manche seiner Bewegungen kontrollieren kann und seine Muskeln kräftiger werden,
- Gegenstände aus beliebiger Entfernung fokussiert.

## Wann spielen?

*Wenn Sie die Wachzeiten Ihres Babys optimal nutzen, unterstützen Sie den Bindungsprozess und fördern seine sozialen Fähigkeiten. Jetzt lässt es Sie wissen, wann es in einer spielfreudigen Laune ist und mag es, wenn Sie mitmachen. Lassen Sie sich von ihm führen und drängen Sie es nicht, wenn es müde oder missmutig wirkt.*

In diesem Monat erleben Sie viele Fortschritte bei Ihrem Baby. Es wird kräftiger, »gesprächiger« und will am Familienleben teilnehmen.

## Bewegen

Ihr Baby erwirbt immer mehr Körpergeschicklichkeit und -kontrolle. Dies bedeutet, dass

- seine Nackenmuskeln kräftiger sind und sein Kopf weniger leicht nach hinten kippt, wenn Sie es zum Sitzen hochziehen – es **hält den Kopf** mehrere Minuten, wenn es im Sitzen abgestützt wird; sein Rücken ist aber noch gekrümmt;
- es aus der Bauchlage **seinen Kopf anheben** und halten kann; es hat gelernt, seine Brust in der Horizontalen **anzuheben**, indem es sich auf Händen, Knöcheln und Armen abstützt;
- es in Bauchlage Anstrengungen macht, seine **Knie anzuziehen**;
- es voller Freude seine Bewegungen ausprobiert; im Liegen **strampelt** es und **schwenkt** die Arme – lassen Sie es daher niemals unbeaufsichtigt auf dem Wickelplatz oder dem Bett liegen.

## Sprechen

Es entdeckt seine Stimme und nutzt jede Gelegenheit, zu üben. Dabei

- gibt es Geräusche von sich, um Wohlgefallen auszudrücken – Sie hören es **kieksen, gluckern, Schreie ausstoßen und gurrende Laute bilden**;
- setzt es auch seine Körpersprache ein; wenn es ihm gut geht, bewegt es **aufgeregt** den ganzen Körper;
- hängt es an die Vokale allmählich Konsonanten an; zuerst meist ein **»m«**. Dann kommen die Explosivlaute;
- verwendet es bevorzugt »p« und »b«, wenn es unzufrieden ist; ist es zufrieden, gibt es ab dem dritten Monat öfter **Gutturallaute** von sich, wie **»j«** und **»k«**.

»Hört, wie ich **kiekse, gurgle, rufe und gurre.**«

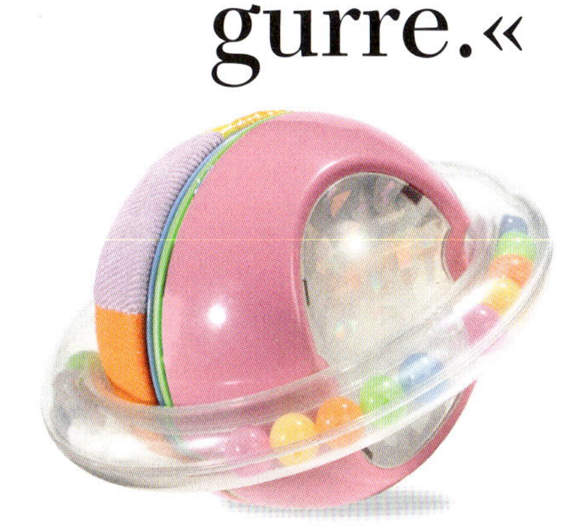

## Sozialverhalten

Ihr Baby lernt, dass sich positives Verhalten lohnt, weil Sie darauf mit Umarmungen, Liebe, Interesse und ruhigen Worten reagieren. Um diese Erfahrung unter Beweis zu stellen,

- **lächelt es noch mehr,** wohl wissend, dass Sie zurücklächeln werden;
- **lächelt** es bald **spontan** zur Begrüßung;
- wendet es seinen Kopf zu Ihrer Stimme, um Sie sehen und mit einem **Lächeln, Winken** und **Strampeln** zu begrüßen.

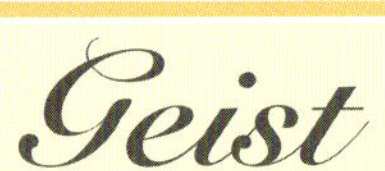


Schon in diesem Alter besitzt Ihr Baby ein kluges Köpfchen; es

- ist fasziniert von seinem Körper und begreift allmählich, dass es ihn bewegen kann – der erste Schritt zum Verständnis von Ursache und Wirkung;
- **betrachtet** gern seine Hände und Finger, während es sie vor seinem Gesicht bewegt;
- ist **fasziniert von sich bewegenden Gegenständen** und verfügt über eine ausreichende Kopfkontrolle, um einen sich langsam bewegenden Gegenstand **mit den Augen zu verfolgen** – wenn Sie ihm ein helles, buntes Spielzeug zeigen, benötigt es einen Moment, um es zu fokussieren, und folgt ihm mit den Augen;
- ist **sehr neugierig**, was in seiner Umgebung vor sich geht, und beobachtet alles voller Interesse; setzen Sie es daher abgestützt in eine Wippe.

»Ich begrüße meinen Bruder mit **Lächeln, Winken, Strampeln.**«

## Hände

Seine Handbewegungen werden zielgerichteter und die Augen-Hand-Koordination genauer. Sie können dies daran erkennen, dass es

- an seiner Kleidung zieht und rupft, weil sich sein Greifvermögen verbessert hat;
- seine Hände häufig untersucht – sie sind ein jederzeit verfügbares Objekt seines Interesses;
- seine Hände ausstreckt, als wolle es nach einem Gegenstand greifen; es betrachtet ihn, greift aber noch nicht danach – das geschieht im nächsten Monat;
- eine Rassel ein oder zwei Minuten lang hält, weil es den Griff noch nicht willentlich lockern kann. Wenn es sie fallen lässt, versucht es nicht, sie wieder aufzuheben – mit drei Monaten beginnt es, die Rassel zu bewegen, und entdeckt, dass es damit Geräusche erzeugen kann.

# Die goldene Stunde

In diesem Monat steht die Kommunikation im Mittelpunkt – Ihr Baby macht sich mit den verschiedensten Lauten bemerkbar. Sein liebster Gesprächspartner sind Sie.

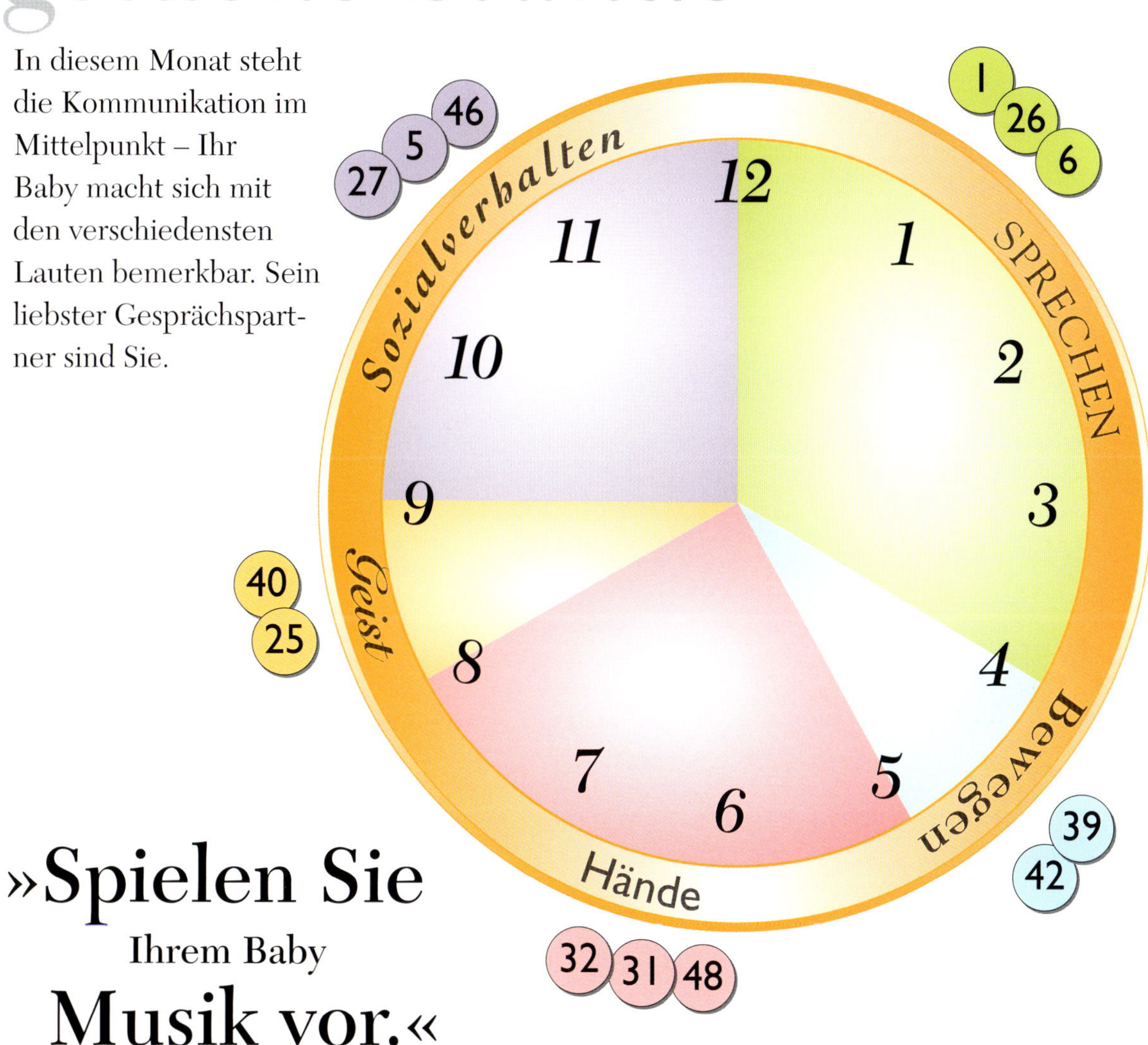


»Spielen Sie Ihrem Baby Musik vor.«

## SPRECHEN

**Antworten** Sie auf die Geräusche, die Ihr Baby macht, und sprechen Sie so viel wie möglich mit ihm. Halten Sie **Augenkontakt** und ahmen Sie die Laute nach, die es macht.

## Hände

Ihr Baby ist fasziniert von seinen Händen. **Unterstützen** Sie sein Interesse mit Fingerspielen und Berührung der Handflächen. Spielmaterialien: **Rassel, Fühlmaterialien**

## Sozialverhalten

Ihr Baby fängt an, auf Ihre Anwesenheit – oder Ihre Abwesenheit – zu reagieren. **Begrüßen** Sie es ausführlich und überschwänglich, wenn Sie den Raum betreten.

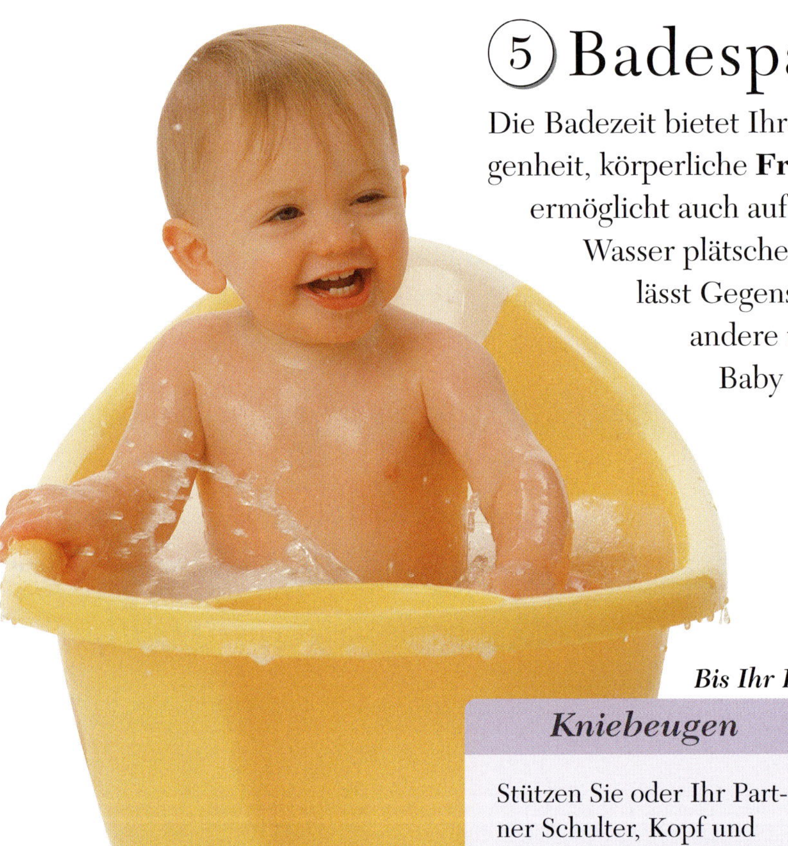

# (5) Badespaß

Die Badezeit bietet Ihrem Baby nicht nur die Gelegenheit, körperliche **Freiheit zu genießen**, sondern ermöglicht auch aufregende Lernerfahrungen. Wasser plätschert, fließt, spritzt, füllt Behälter, lässt Gegenstände schwimmen und andere untergehen und bietet Ihrem Baby ein Labor für Experimente.

**SICHERHEITSHINWEIS:** Lassen Sie Ihr Baby in der Badewanne niemals allein, auch wenn es schon frei sitzen kann. Legen Sie eine Rutschmatte in die Wanne.

*Bis Ihr Baby sitzen kann*

| *Kniebeugen* | *Spritzen* |
| --- | --- |
| Stützen Sie oder Ihr Partner Schulter, Kopf und Hals des Babys und beugen Sie seine Knie vorsichtig im Wasser, um das Strampeln anzuregen. | Halten Sie Ihr Baby wie beim Spiel oben und beugen Sie vorsichtig seine Ellbogen, um es zum Spritzen zu animieren. Massieren Sie es mit einem weichen Schwamm. |

*Wenn Ihr Baby sitzen kann*

| *Planschentchen* | *Füllen und ausgießen* |
| --- | --- |
| Geben Sie Ihrem Baby Plastikenten in die Badewanne. Quaken Sie wie eine Ente – macht Ihr Baby Sie nach? | Zeigen Sie ihm, wie man einen Plastikbecher füllt und wieder ausschüttet. Geben Sie ihm andere Behälter. |

**Fertigkeiten,**

die Ihr Baby bei diesen Spielen übt:

• *Spaß haben* • *Angst überwinden* • *Beweglichkeit* • *Ursache und Wirkung* • *Kopfkontrolle* • *Sitzen* • *Konzeptionelles Verständnis* • *Vorstellungskraft*

# 6 Seifenblasen

Vom dritten Lebensmonat an kann sich Ihr Baby Stunde um Stunde **voller Faszination** mit Seifenblasen **vergnügen**. Während der gesamten Kindheit bieten sie immer wieder aufs Neue **viel Spaß**. Verwenden Sie Seifenlauge für Babys und pusten Sie die Seifenblasen durch einen Ring – Ihr Baby versucht, sie zu **fangen**.

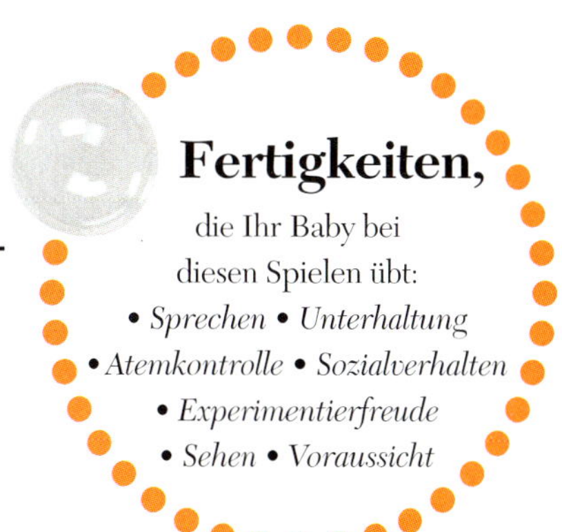

**Fertigkeiten,**
die Ihr Baby bei diesen Spielen übt:
- *Sprechen*
- *Unterhaltung*
- *Atemkontrolle*
- *Sozialverhalten*
- *Experimentierfreude*
- *Sehen*
- *Voraussicht*

## *Badeschaum-Spaß*

Nehmen Sie eine Hand voll Badeschaum und blasen Sie ihn vorsichtig auf den Bauch Ihres Babys. Ermuntern Sie es, nach dem Schaum zu schlagen und ihn zu beobachten.

## *Seifige Hände*

Seifen Sie Ihre nassen Hände gründlich ein. Mit Daumen und Zeigefinger bilden Sie einen Ring und nehmen damit eine dünne Schicht Seifenblasen auf. Lassen Sie Ihr Baby genau beobachten, wie Sie ganz langsam in diesen Seifenfilm blasen – wie groß wird die Seifenblase, bevor sie platzt? Je größer, umso besser – Ihr Baby wird begeistert sein!

## *Seifenblasen fangen*

Kaufen Sie einen großen Seifenblasenring und pusten Sie Ihrem Baby Seifenblasen zu. Es wird immer besser darin, die Seifenblasen zu fangen, und endlos Spaß dabei haben. Voller Entzücken beobachtet es, wie sie auch von selbst platzen. Sobald es zeigen kann (mit acht oder neun Monaten), zeigen Sie ihm, wie es die Seifenblasen mit seinem Finger zum Platzen bringen kann. Verwenden Sie für Kinder geeignete Seifenlauge, die nicht in den Augen brennt.

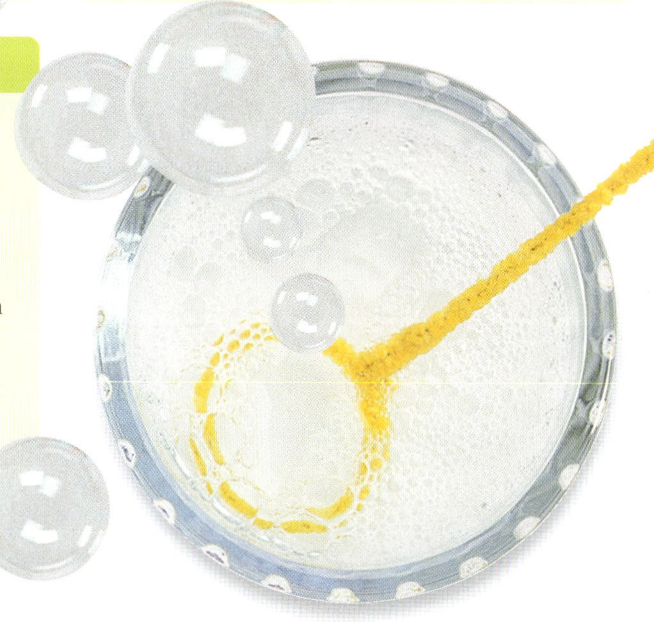

# 3 bis 4 Monate

In diesem Monat erleben Sie eine große Veränderung in der Art und Weise, wie Ihr Baby Beziehungen zu seiner Umwelt herstellt. Dies wird möglich, weil es

- tagsüber länger wach ist,
- abends weniger quengelig ist und kaum noch unter Koliken leidet,
- vertraute Gesichter und Orte wieder erkennt,
- Späße mag und gerne lacht.

## Finger und Zehen

*In diesem Alter verfügt Ihr Baby bereits über eine gewisse Kontrolle der Bewegungen von Händen und Füßen. Es meint noch, dass Finger und Zehen die gleiche Bedeutung besitzen; es hat noch nicht erfahren, dass Hände mehr »können« als Füße. Machen Sie daher »Zehen-« und Fingerspiele.*

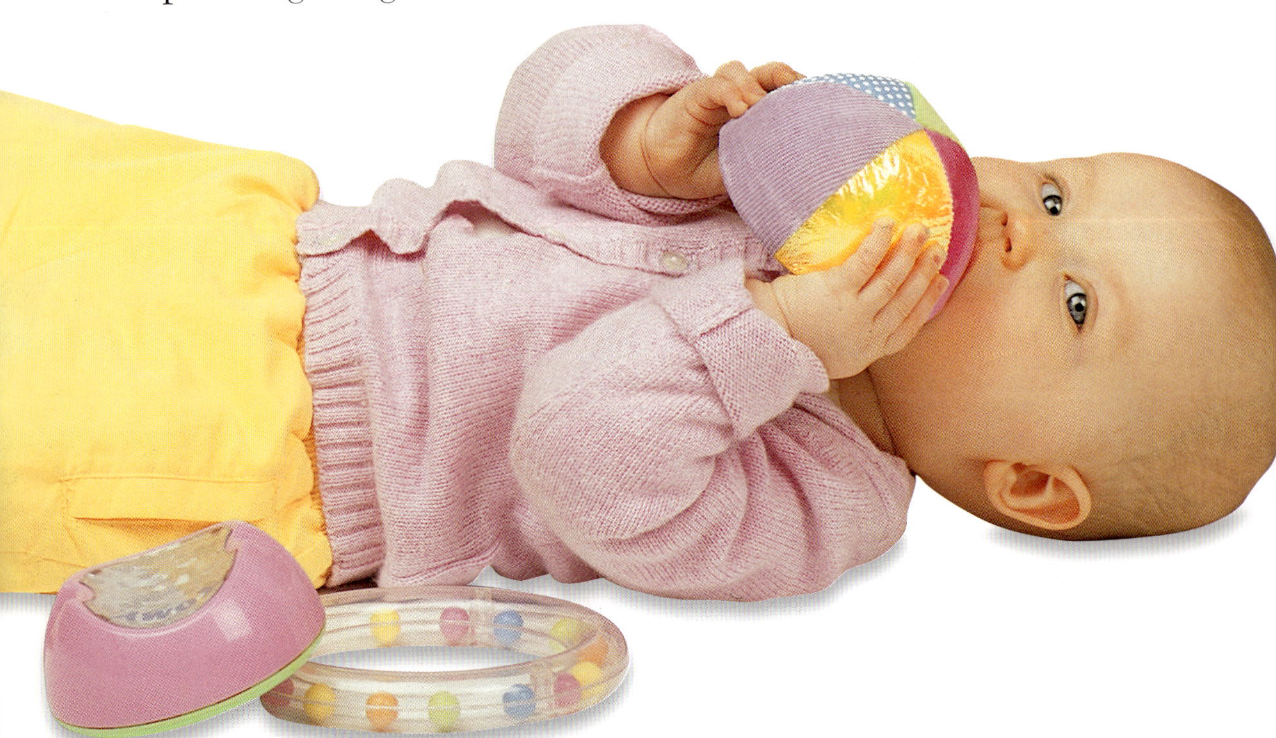

Man sieht, wie fasziniert Ihr Baby von seinen Händen und Füßen ist. Doch dahinter steckt mehr als bloßer Zeitvertreib – es lernt dabei wichtige Dinge.

## Bewegen

Ihr Baby sitzt gerne aufrecht – abgestützt mit Kissen oder in der Wippe –, weil es sich dabei umschauen und am Geschehen teilhaben kann. Dies fällt ihm jetzt leichter, weil es

- mit **geradem Rücken** sitzen kann; der Rücken ist nicht mehr gekrümmt;
- **seine Kopfbewegungen zum Teil kontrollieren** kann; da der Kopf beim Drehen aber noch ein bisschen wackelt, braucht es noch ein wenig Unterstützung;
- seine Brust in Bauchlage ganz **anheben** und sich dabei auf seinen ausgebreiteten Armen abstützen kann – es versucht in dieser Position **geradeaus zu schauen**, was nicht völlig gelingt.

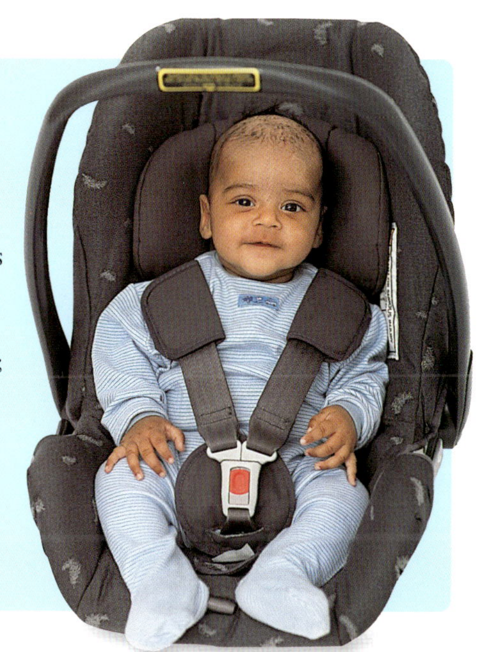

## Sprechen

Ihr Baby versucht, mit Ihnen »Gespräche« zu führen; es

- kann jetzt mehr als einfache Vokal- und Konsonantenlaute bilden;
- versucht, Sätze zu **imitieren**, indem es Laute aneinander reiht oder »Wörter«, wie »gaga« oder »ahgu«, kombiniert;
- verwendet ein beachtliches **Repertoire** an Lauten und **drückt** mit 16 Wochen seine **Gefühle**, oftmals Freude, durch Glucksen, Lachen und Kieksen aus;
- kann durch die Lippen **blasen** – und zeigt diese neue Fähigkeit durch Blubbern.

## Hände

Hände und Finger sind zum bevorzugten Spielzeug geworden – sie stehen immer zur Verfügung – und es

- verbringt Stunden damit, die Finger zu **beobachten**;
- kann Hände und Füße **zielgerichtet zusammenführen** und wieder auseinander bringen;
- kann mit beiden Händen ein **Spielzeug festhalten**;
- kann **einen Fuß auf das entgegengesetzte Knie** legen und die Füße abrollen, sodass die Sohlen flach auf der Matratze stehen – wichtig für das Laufenlernen;
- **schüttelt eine Rassel**, um dem Geräusch zu lauschen; es kann sie aber noch nicht selbst aufheben;
- kann die Hände ausstrecken, um **nach einem Spielzeug** zu greifen; es schätzt aber die Entfernung falsch ein und greift daneben.

## Es lacht gern

*Ihr Baby lernt, lustig zu sein und Späße zu machen und genießt bald jedes Spiel, das es zum Lachen bringt oder Ihnen ein Lachen entlockt. Alle Babys lieben es, jemanden zum Lachen zu bringen – welch wunderbare, sofortige Rückmeldung! Es erfährt dabei, dass es Ihnen Freude macht und es weiß, dass es so Ihre Aufmerksamkeit gewinnen kann. Lachen tut Ihnen beiden gut, da es das Immunsystem stärkt.*

»Kitzle mich …

**schau, wie ich kichere.«**

## Sozialverhalten

Es ist **offen für andere** und in diesem Alter überhaupt nicht schüchtern. Das erkennt man deutlich daran, dass es

- **jeden anschaut, anlächelt, und mit kleinen Lauten begrüßt**, der mit ihm spricht und ihm Aufmerksamkeit schenkt;
- mit Ihnen und anderen Familienmitglieder vertraut ist und auch **Haustiere erkennt;**
- **sich einsam fühlt**, wenn es in seinen Wachzeiten längere Zeit allein ist;
- **aufhört zu schreien,** wenn Sie zu ihm gehen, und bei Ihrem Anblick Freude zeigt und sich **windet**;
- Sie mit seinem **Lächeln bezaubern** will.

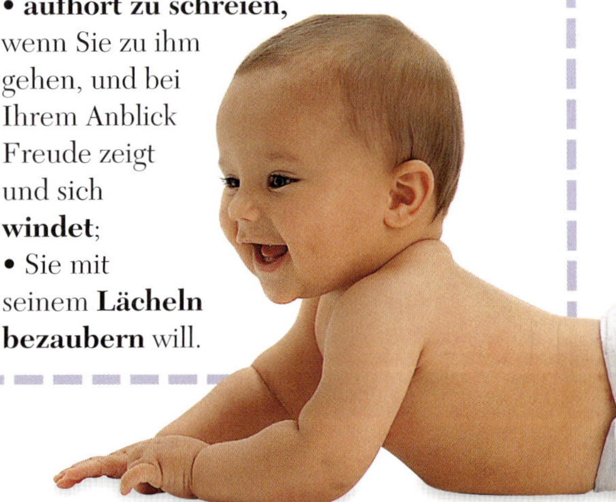

## Geist

Die visuelle Wahrnehmung Ihres Babys reift aus und es

- kann die unterschiedliche Form und Größe von Dingen einschätzen und ihre Lage zueinander bestimmen (siehe Seite 42), weil es **neugierig auf Details** achtet und die Ausmaße eines Gegenstandes wahrnimmt;
- **liebt Muster** verschiedenster Art und kann Farben unterscheiden;
- kann auf einem **Foto** einen geliebten Menschen, speziell die Mutter, **wiedererkennen.**

Sein Gehirn entwickelt sich atemberaubend schnell. Im Besonderen

- **interessiert es sich für alles**, wenn es in einer Sitzposition abgestützt wird;
- zeigt es Interesse an allem Neuen: Gesichter, Spielsachen und Geräusche;
- schaut es sich interessiert um, wenn es in ein unbekanntes Zimmer kommt;
- erkennt es tägliche Rituale wieder und zeigt Freude daran, z.B. am Bad und Mahlzeiten;
- **liebt es einfache Späße**, wie Nasestupsen.

# Die goldene Stunde

Ihr Baby kann seine Hände nun schon recht gut kontrollieren. Es beginnt, Dinge **festzuhalten**, die Sie ihm in die Hand geben, und **greift** nach ihnen, wenn sie in seiner Reichweite hängen. Es macht auch große **intellektuelle Fortschritte.**

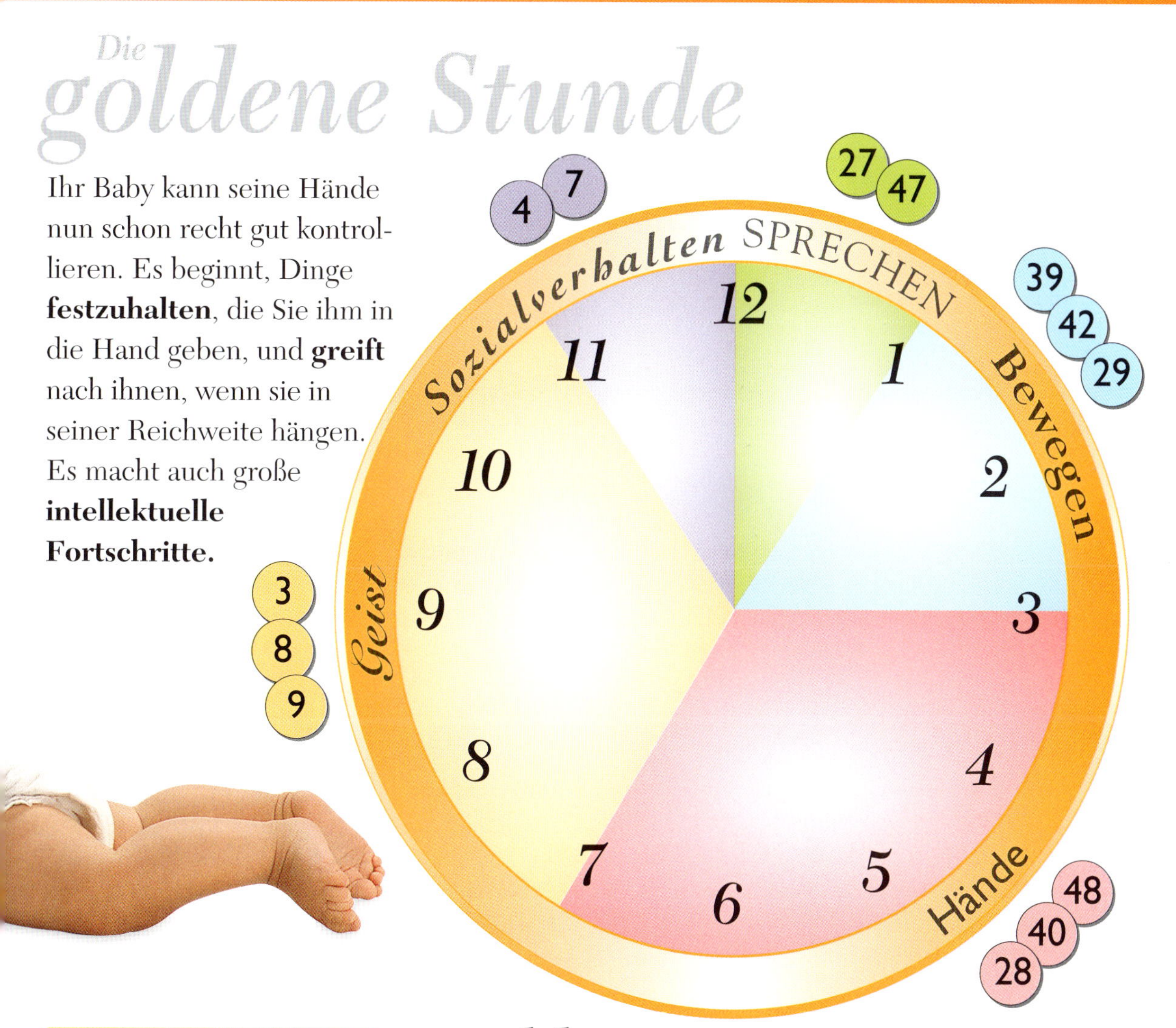


## »Erklären Sie Ihrem Baby immer alles!«

### Geist

Augen und Gehirn verfügen nun schon über beträchtliche Fertigkeiten und können z.B. Größe, Form und Lage der Dinge **unterscheiden**. Ihr Baby **antizipiert Routineabläufe**, wie Mahlzeiten und Badezeiten; führen Sie solche Situationen theatralisch aus und **beschreiben** Sie immer, was Sie gerade tun.
Spielmaterialien: **Spiegel, Mobile**

### Hände

Geben Sie ihm eine **Rassel**, sodass es selbst Geräusche erzeugen kann. Legen Sie ihm **Spielsachen** in beide Hände und bauen Sie ein **Babytrapez** auf, das es gut erreichen kann.
Spielmaterialien: **Rassel, Trapez**

### Bewegen

Es will sitzen, setzen Sie es daher so oft wie möglich **abgestützt** hin. Fördern Sie die Kopfkontrolle durch **»Baby-Liegestützen«**. Legen Sie es dazu auf den Bauch, damit es sich mit den Armen abstemmt.

# 7 Hände und Finger

**Fertigkeiten,**
die Ihr Baby bei diesen Spielen übt:
*• Feine Fingerbewegungen • Handgeschicklichkeit • Koordination • Sozialverhalten • Sprechen • Emotionen • Nachahmung • Humor*

Die Babyspiele, die am meisten Spaß machen, sind beinahe immer mit **unbewusstem Lernen** verbunden. Jedes Spiel hat ein **lehrreiches Moment;** wichtig ist aber, dass der Spaß im Vordergrund steht und Sie klar erkennen, wann Ihr Baby genug hat. Beliebt sind Hand- und Fingerspiele, sobald Ihr Baby vom dritten Monat an **seine Hände und Finger einzusetzen weiß.**

## *Patsch!*

Spielen Sie dieses Berührungsspiel mit Ihrem Baby:
Längweis, kreuzweis,
Tupfefinger,
Ellenbogen
Nasel gezogen.
Und einen großen Patsch!
*Man streicht kreuzweise über die Handfläche des Kindes, berührt Finger, Ellbogen, Nase und gibt einen leichten Klaps.*

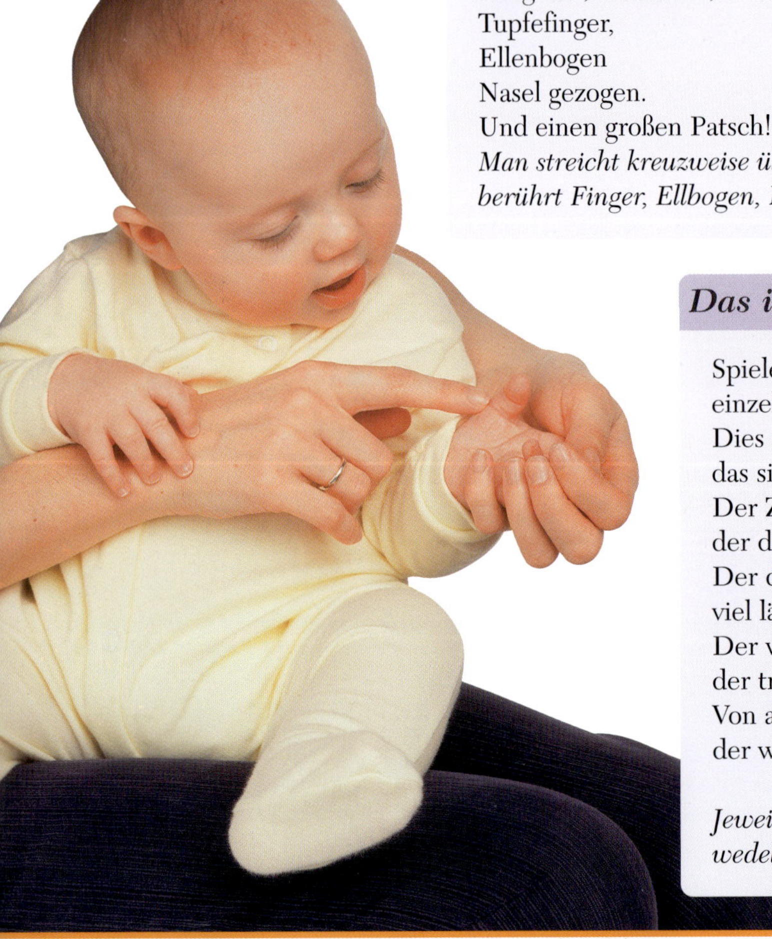

## *Das ist der Daumen Knuddeldick*

Spielen Sie dieses Spiel, bei dem die einzelnen Finger benannt werden:
Dies ist der Daumen Knuddeldick,
das sieht man auf den ersten Blick.
Der Zeigefinger, der ist klug,
der droht, wenn jemand Böses tut.
Der dritte ist der größte hier,
viel länger als die anderen vier.
Der vierte ist ein eitles Ding,
der trägt am liebsten einen Ring.
Von allen Fingern kommt zum Schluss,
der winzig kleine Pfiffikus.

*Jeweils mit dem entsprechenden Finger wedeln.*

# 8 Guckguck

»Guckguck« ist eines der beliebtesten und bekanntesten Babyspiele. Man vermutet kaum, dass durch dieses Spiel zwei wichtige Gedanken vermittelt werden. Zum einen die Tatsache, dass etwas immer noch **existiert**, auch wenn Ihr Baby es nicht sehen kann. Dies nährt seine natürliche **Neugierde**, etwas über seine Umwelt herauszufinden. Darüber hinaus lernt es dabei **antizipieren**, was als Nächstes kommt, und wartet auf diese Folge. Dies fördert das Gedächtnis, vermittelt das Erkennen von Routineabläufen und eine Vorstellung von »der Zukunft« – was als Nächstes geschehen wird.

### *Verstecken …*

Legen Sie Ihre Hände vor Ihr Gesicht: »Wo ist Papa?« Dann nehmen Sie die Hände mit großem Hallo weg: »Guckguck!«

### *… und suchen*

Halten Sie ein Tuch vor das Gesicht Ihres Babys: »Wo ist Mama?« Lassen Sie das Tuch fallen: »Guckguck!« Wiederholen Sie das Spiel und ermuntern Sie Ihr Baby, das Tuch selbst wegzuziehen.

### *Wo ist der Teddy?*

Mit etwa neun Monaten wird es sich selbst hinter einem Tuch verstecken, sodass Sie abwechselnd Guckguck spielen können. Sie können auch einen Teddy oder ein anderes Kuscheltier mitspielen lassen. Fragen Sie: »Wo ist der Teddy?«, und »WANN kommt der Teddy zurück?«

**Fertigkeiten,**

die Ihr Baby bei diesen Spielen übt:

- *Betrachten* • *Beobachten*
- *Konzentration* • *Gedächtnis*
- *Voraussicht* • *Vertrauen*
- *Vorstellung von Abwesenheit*

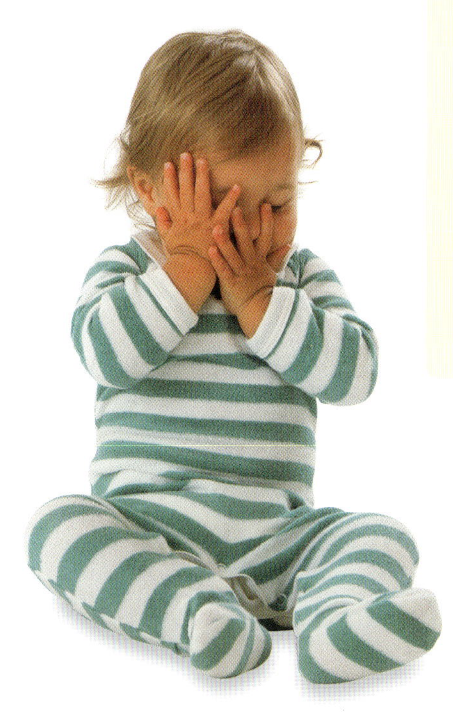

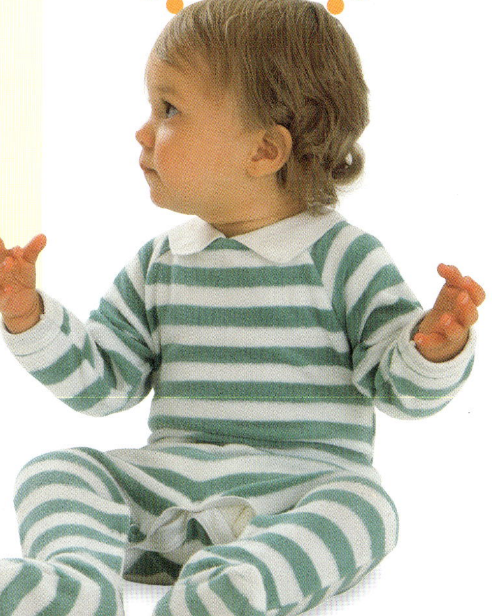



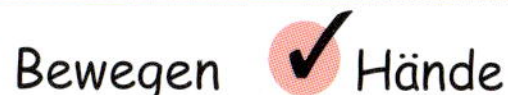

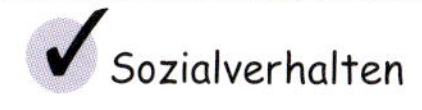

# 4 bis 5 Monate

Ihr Baby wird sich neuer und fremder Situationen bewusst und lernt, Gefühle auszudrücken. Ermöglichen Sie ihm durch neue Spiele und Spielsachen weitere Erfolgserlebnisse. Im fünften Monat

- will es lernen und imitieren;
- kann es sich konzentrieren;
- verfügt es über zunehmende Handkontrolle;
- beteiligt es sich gern an Spielen.

## Hände

Ihr Baby begreift allmählich, dass seine Hände ein wunderbares **Werkzeug** sind; es

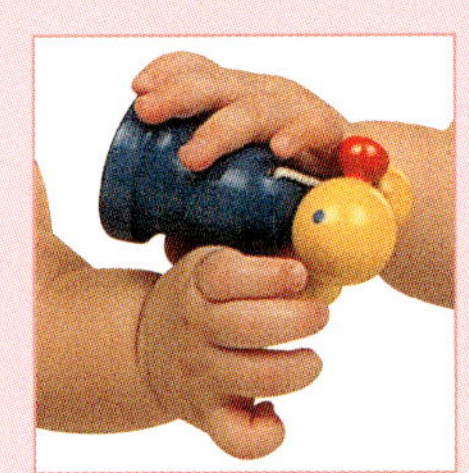

- zieht seine **Zehen** zum **Mund**;
- **steckt alles**, auch seine Fäuste, in den **Mund**;
- versucht zum ersten Mal, mit geöffneter Hand nach Spielsachen zu **greifen**; die Handflächen sind dabei nach unten gekehrt und es greift hauptsächlich durch **Einkrümmen des kleinen Fingers** in die Handfläche – dies funktioniert nur bei großen Gegenständen;
- **fasst** nach allem, grapscht und schlägt, aber Vorsicht – es liebt lange Haare!
- **zerknüllt** gern Papier, Kleidung oder Decken.

## Blick abwenden

*Ihr Baby kann noch nicht »nein« sagen; doch beim Spielen erkennen Sie bald, wann es genug hat. Es wendet den Blick ab, starrt ins Leere und meidet Blickkontakt. Dann ist es an der Zeit, mit ihm zu schmusen oder es mit etwas anderem abzulenken. Wenn Sie auf diese Abwendung nicht reagieren, wird Ihr Baby sich durch Schreien mitteilen.*

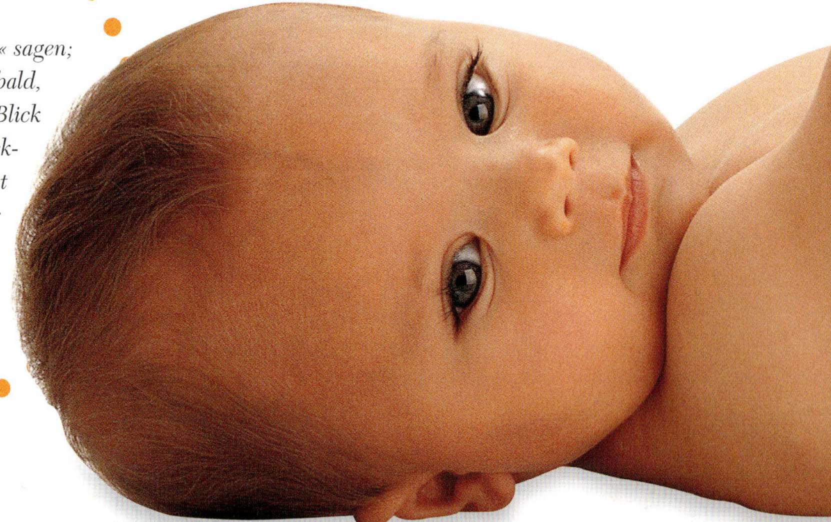

Jetzt wird seine Persönlichkeit erkennbar. Sie kennen die Bedürfnisse Ihres Babys und es vertraut darauf, dass Sie sie stillen.

»Wir wollen **mit den kleinen Zehchen spielen!**«

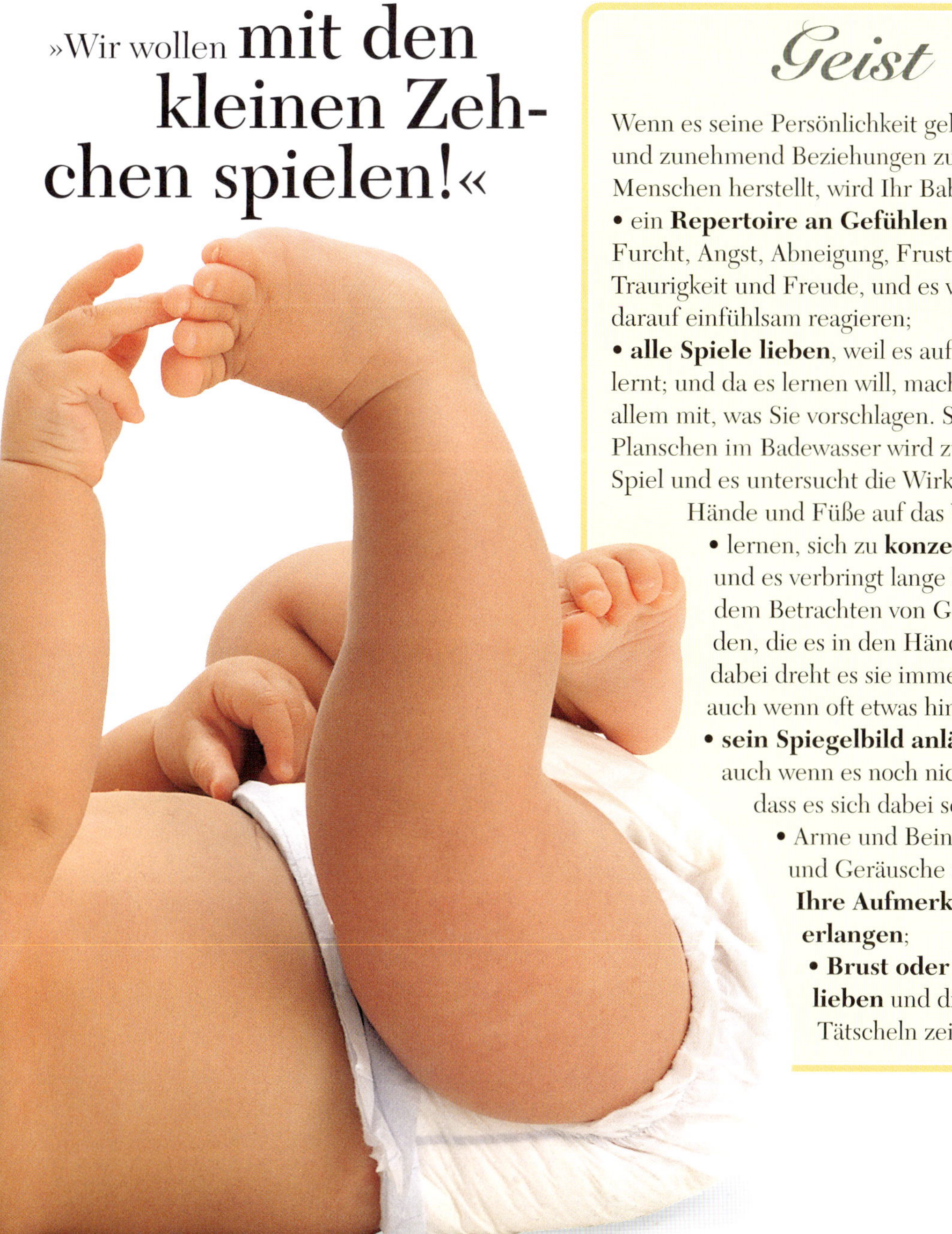

## Geist

Wenn es seine Persönlichkeit geltend macht und zunehmend Beziehungen zu anderen Menschen herstellt, wird Ihr Baby

- ein **Repertoire an Gefühlen** zeigen, wie Furcht, Angst, Abneigung, Frustration, Traurigkeit und Freude, und es will, dass Sie darauf einfühlsam reagieren;
- **alle Spiele lieben**, weil es auf diese Weise lernt; und da es lernen will, macht es bei allem mit, was Sie vorschlagen. Schon das Planschen im Badewasser wird zu einem Spiel und es untersucht die Wirkung seiner Hände und Füße auf das Wasser;
- lernen, sich zu **konzentrieren**, und es verbringt lange Zeit mit dem Betrachten von Gegenständen, die es in den Händen hält; dabei dreht es sie immer wieder, auch wenn oft etwas hinunterfällt;
- **sein Spiegelbild anlächeln**, auch wenn es noch nicht weiß, dass es sich dabei selbst sieht;
- Arme und Beine bewegen und Geräusche machen, um **Ihre Aufmerksamkeit zu erlangen**;
- **Brust oder Flasche lieben** und dies durch Tätscheln zeigen.

# Bewegen

Seine Muskeln entwickeln sich rasch. Es erwirbt die wichtige Kopfkontrolle und kann
- **seinen Kopf problemlos von einer Seite zur anderen bewegen**, ohne dass er wackelt;
- **seinen Kopf in einer Linie** mit dem Körper halten, wenn es in die Sitzposition hochgezogen wird, ohne dass er nach hinten kippt – **ein bedeutender Meilenstein;**
- **seinen Kopf** beim Sitzen **aufrecht halten**, selbst wenn Sie es **leicht schaukeln**;
- **die Brust in Bauchlage anheben, den Blick** nach vorne richten und sich abstützen.

## Sprechen

In diesem Monat probiert Ihr Baby verschiedene Vokale und Konsonanten aus. Es entwickelt auch viele nonverbale Ausdrucksformen, um seine Bedürfnisse mitzuteilen. Zum Beispiel
- **klammert** es sich heftig an Sie, wenn es nicht hingelegt werden will,
- **schiebt es Sie weg**, wenn es unglücklich ist und Ihre Zuwendung nicht will,
- dreht es den Kopf weg, wenn ihm etwas nicht behagt.

### Tonfall

*Weil Ihr Baby beim **verärgerten Klang Ihrer Stimme erschrickt, unterbricht** es **sein Tun**, um zu sehen, ob die Missbilligung wirklich ihm gilt. Diese Reaktion ist die Basis jeder späteren Erziehung – es genügt eine Veränderung im Tonfall Ihrer Stimme. **Es liebt eine freundliche Stimme** und wird beinahe alles tun, um sie zu hören.*

## Sozialverhalten

Ihr Baby lernt, seine Gefühle in vielfältiger Weise auszudrücken. Am Ende dieses Monats wird es
- **Ihre Stimme** und deren Modulationen sehr genau kennen; es mag den Klang, den Ihre Stimme beim Nein-Sagen annimmt, gar nicht, auch wenn es noch nicht weiß, was »nein« bedeutet;
- eifrig **lächeln**, um Menschen, die es kennt, zu begrüßen;
- durch Bewegungen, Mimik, Laute und Schreien **Stimmungen ausdrücken.**

# Die goldene Stunde

Es wird nur noch etwa einen Monat dauern, bis Ihr Baby **frei sitzen** kann. Diese Fähigkeit markiert einen **entscheidenden Schritt** hin zum Laufenlernen; helfen Sie ihm daher, schon jetzt seine Hals- und Rückenmuskeln zu kräftigen.

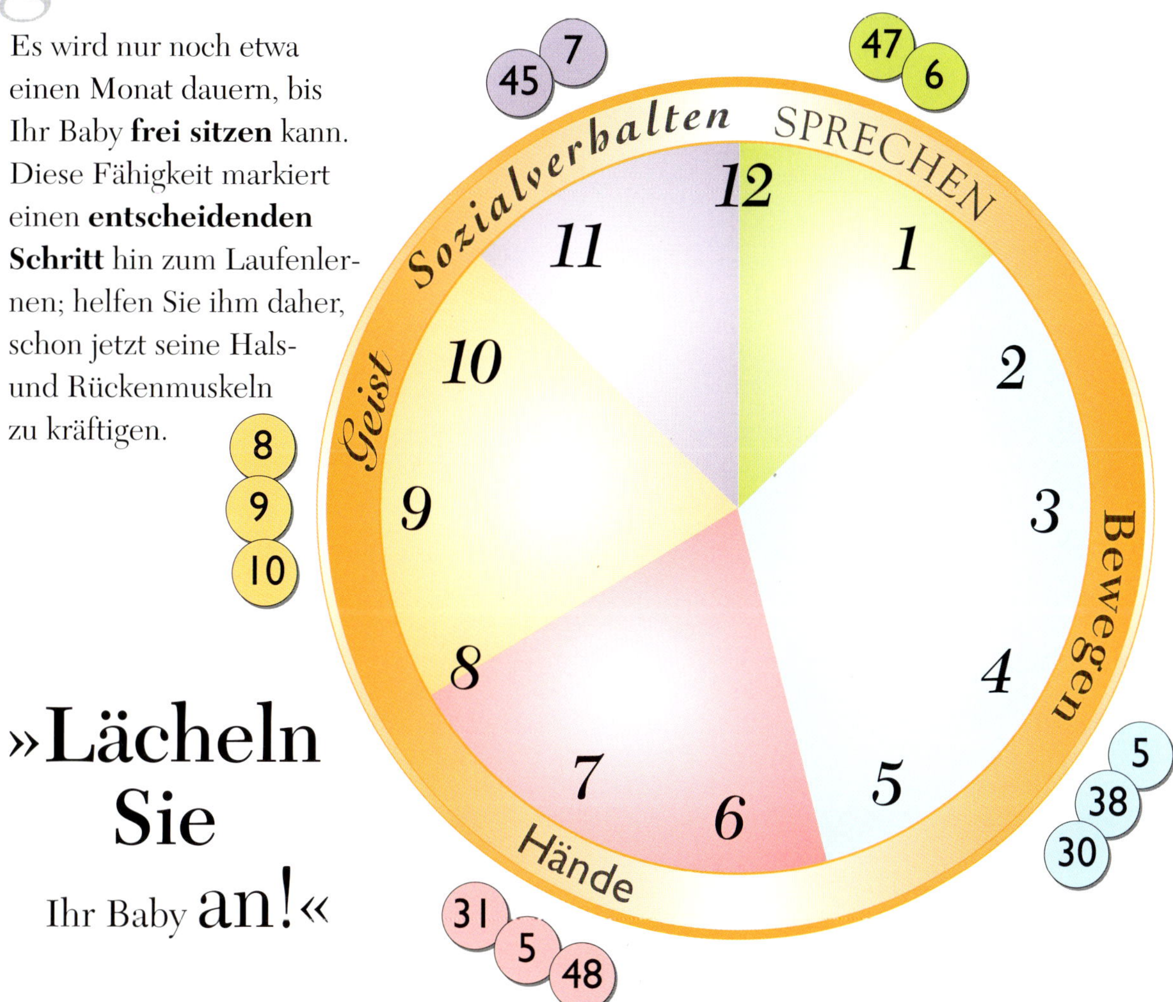


»Lächeln Sie Ihr Baby an!«

## Bewegen

Sein Oberkörper ist nun kräftig und die Kopfkontrolle vollständig erworben. Nun können Sie auf Ihren Knien **Reiterspiele** spielen. Es beginnt vielleicht auch, sich vom Bauch auf den Rücken zu **rollen**; turnen Sie auf dem Boden und rollen Sie sich gemeinsam.

## Hände

Es **greift Spielsachen** mit offener Handfläche; legen Sie immer Spielsachen in seine Reichweite. Es ist von seinen Zehen fasziniert, spielen Sie weiterhin **Fuß- und Zehenspiele.** Spielmaterialien: **Ball, Rassel, Stoffwürfel**

## Geist

Es will lernen und imitieren; führen Sie neue Spiele mit Kinderliedern und Handlungen ein. Geben Sie ihm interessante Gegenstände zum Festhalten und Untersuchen. Spielmaterialien: **Mobile, Rassel**

## 9 Kleiner Intelligenztest

**Fertigkeiten,**

*die Ihr Baby bei diesen Spielen übt:*

- *Wahrnehmung*
- *Beobachtung*
- *Räumliches Vorstellungsvermögen*
- *Konzentration*
- *Sehen*

Mit diesem Spiel können Sie die Intelligenz Ihres Babys schon mit 16 Wochen überprüfen. Es ist kaum zu glauben, wie genau Ihr Baby schon **überlegen** – ohne über Wörter zu verfügen – und **differenzieren** kann.

### Formenkarten herstellen

Nehmen Sie vier Karten (mindestens 21 cm hoch). Auf die erste zeichnen Sie einen kleinen Kreis über einen großen Kreis; auf die zweite eine kleine Raute über eine große Raute, auf die dritte ein kleines Dreieck über ein großes Dreieck und auf die letzte ein großes Dreieck über ein kleines Dreieck (siehe unten). Malen Sie die Formen rot oder blau aus.

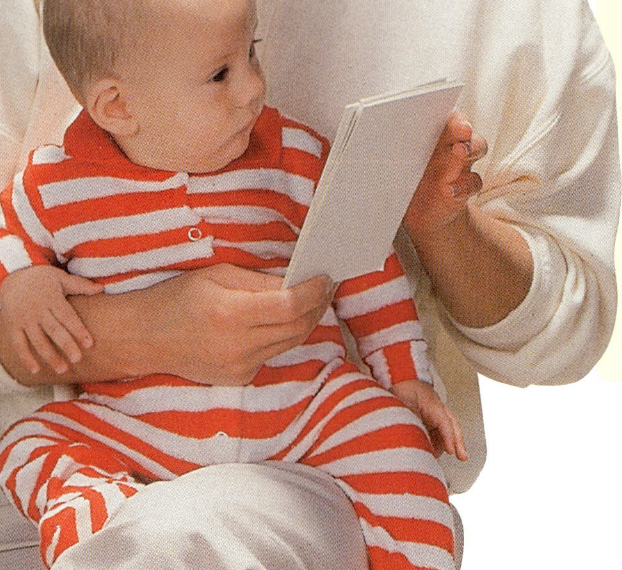

### *Kreise und Rauten*

Zeigen Sie Ihrem Baby die Kreiskarte und danach die Rautenkarte. Ihr Baby wird in der Lage sein, das Prinzip »kleine Form über großer Form« wahrzunehmen.

### *Dreiecke*

Zeigen Sie Ihrem Baby nun die dritte Karte (kleines Dreieck über großem Dreieck). Wenn Ihr Baby die Vorstellung »klein über groß« auf den beiden vorigen Karten erfasst hat, wird es an diesem Bild keinerlei Interesse zeigen. Wenn Sie ihm jedoch die vierte Karte zeigen, auf der ein großes Dreieck über einem kleinen Dreieck zu sehen ist – also ein anderes Konzept – zeigt es vermutlich wieder Interesse.

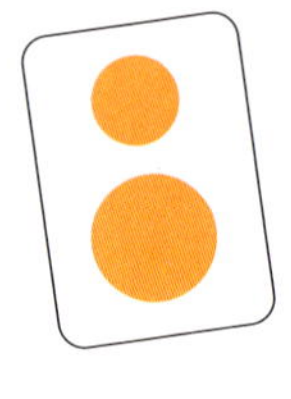

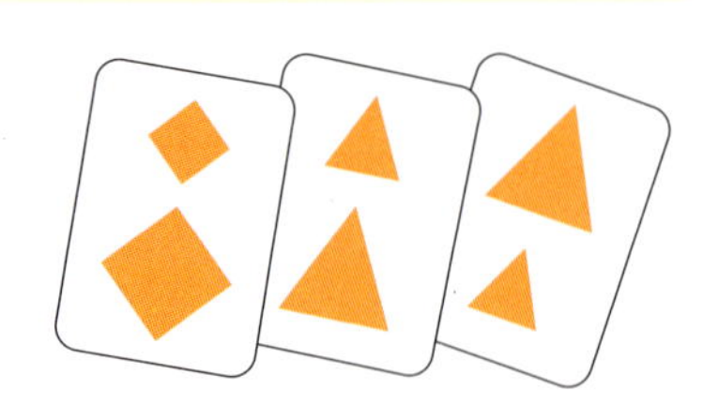

# 10 Ja und Nein

Ab dem vierten Lebensmonat hält Ihr Baby inne, wenn Sie mit fester Stimme »Nein« sagen, denn es spürt, dass es Ihre Billigung verliert – der erste Schritt der Erziehung. Folgende Spiele fördern das Verständnis dessen, dass »Nein« eine ganz eindeutige Botschaft darstellt – es ist das Gegenteil von »Ja« und vermittelt ihm auch eine erste Vorstellung von negativ und positiv – die Basis jeder intellektuellen Überlegung. Diese einfachen Spiele nutzen die nonverbalen Signale des Kopfschüttelns und Nickens, die der Sprache vorausgehen.

**Fertigkeiten,**
die Ihr Baby bei diesen Spielen übt:
• *Kognitives Denken* • *Wörter erinnern* • *Beobachtung* • *Gespräche* • *Sich abwechseln* • *Körpersprache* • *Verwendung von Wörtern (nonverbal mit Bedeutung)*

## *Fragen und Antworten*

Nehmen Sie ein Spielzeug; heben Sie es so auf, dass es Ihr Baby sieht, und verstecken es demonstrativ hinter Ihrem Rücken. Fragen Sie: »Hat Papa das Spielzeug aufgehoben?« Nicken Sie, sagen Sie »Ja« und leiten Sie Ihr Baby an, ebenfalls mit dem Kopf zu nicken. Fahren Sie fort, bis es das Prinzip verstanden hat. Dann verstecken Sie das Spielzeug unter einer Decke. Sie fragen: »Können Max und Papa das Spielzeug sehen?« und schütteln den Kopf: »Nein!«

## *»Ist das ein ...?«*

Betrachten Sie ein einfaches Bilderbuch mit bekannten Tieren und fragen Ihr Baby, ob es die verschiedenen Tiere kennt. Zeigen Sie auf die Katze und fragen: »Ist das eine Katze? Ja!« Nicken Sie nachhaltig und spornen Sie Ihr Baby an, Sie zu imitieren. Bald wird es selbst aktiv. Loben Sie es jedes Mal für sein Mitmachen.

# 5 bis 6 Monate

Der 6. Monat stellt einen Wendepunkt dar, weil das Baby

- zu verstehen beginnt, dass Menschen oder Dinge auch noch existieren, wenn es sie nicht sehen kann;
- anfängt, sich mit seinem breiten Repertoire an Sprachlauten am Verlauf einer Unterhaltung zu beteiligen;
- gegen Ende des Monats vielleicht kurze Phasen frei sitzt;
- beginnt, beide Hände einzusetzen und ihre Bewegungen zu koordinieren; damit kann es Gegenstände, z.B. sein Fläschchen, auch zielgerichtet führen.

Ihr Baby kann es kaum erwarten, unterwegs zu sein!

Es beginnt zu plappern und will sich Gehör verschaffen. Die Augen-Hand-Koordination verbessert sich ebenfalls. Es ist ziemlich zufrieden mit sich – zu Recht!

## Bewegen

Die zunehmende **Kraft** und **Mobilität** bedeuten, dass es

- **Liegestützen** schafft – es ist in der Lage, Kopf, Brust und Bauch selbstständig auf den eng beieinander liegenden Händen vom Boden hochzustemmen; in dieser Position kann es **seinen Kopf aufrecht halten** und **nach vorn schauen**; es versucht auch, **sein Gewicht auf einer Hand zu tragen;**
- einige Sekunden frei sitzen kann, wobei es sich mit den Händen abstützt;
- einige Minuten lang mit Kissen **abgestützt** in seinem Hochstuhl **sitzen** kann;
- seinen Kopf schon selbst anhebt, wenn Sie deutlich machen, dass Sie es zum Sitzen hochziehen wollen;
- vom Bauch auf den Rücken **rollen** kann;
- sein ganzes Gewicht tragen will, wenn Sie es auf Ihren Schoß stellen, auch wenn seine Knie einsacken – es **beugt** und **streckt** seine Beine, indem es **auf und ab wippt**.

## Sprechen

Es begreift, dass man bei einer Unterhaltung **abwechselnd spricht** und probiert neue Laute aus. Hören Sie, wie es

- mit seinem **Spiegelbild** und mit sich selbst plappert;
- sein wachsendes **Repertoire** an Sprachlauten trainiert, speziell **blasende** und **schnaubende**;
- sich bemüht, Ihre Unterhaltung zu **imitieren** und häufig **seine Zunge einsetzt**, sie herausstreckt und sie zwischen den Lippen spielen lässt;
- beginnt, auf seinen **Namen** zu reagieren – nennen Sie ihn bei jeder Gelegenheit, damit es ein **Gefühl seines** eigenen **Selbst** entwickelt und sich bedeutsam fühlt;
- spezielle Geräusche macht, um **Ihre Aufmerksamkeit zu erlangen**, und dabei sogar zu husten versucht;
- beginnt, Vokale und Konsonanten auf einfache Weise zusammenzufügen, wie »**ka**«, »**da**«, »**ma**« und »**ergh**«;
- manches **versteht**, was Sie sagen, z.B.: »Papa kommt«, »Ja« und »Nein«;
- zu **plappern** beginnt – es wiederholt immer wieder Laute und lauscht ihnen.

## Hände

Ihr Baby verfügt jetzt über eine viel bessere Kontrolle seiner Hände und es

- ist in der Lage, einen Würfel mit der ganzen Hand zu **greifen**, wobei der kleine Finger die Bewegung immer noch führt;
- kann etwas bewusst **loslassen** und **fallen lassen**, um etwas anderes aufzunehmen;
- kann **sein Fläschchen** mit beiden Händen **halten** und es ohne Hilfe zum Mund **führen**;
- **greift** immer noch nach **seinen Füßen**, wenn es auf dem Rücken liegt (ein Junge fasst oft auch nach seinem Penis);
- **betrachtet** Dinge, die es im Sitzen hält, **genau** und dreht sie in den Händen;
- will und kann **selber essen**, wenn Sie ihm kleine Stückchen geben, die es halten kann.

## *Sozialverhalten*

Es **zeigt** zum ersten Mal **Liebe**. Sie werden feststellen, dass es

- Ihnen Zuneigung zeigt und Sie **berühren möchte**; da es noch keine feinen Bewegungen beherrscht, neigt es dazu, grob nach Ihnen zu schlagen;
- **Ihr Gesicht liebt** – es wird sich daran schmiegen und es streicheln und sich in Ihren Haaren festkrallen!
- **Am Ende dieses Monats beginnt es zu fremdeln**, vergräbt seinen Kopf an Ihrer Brust, wenn eine unbekannte Person mit ihm oder Ihnen spricht, und schreit, wenn ein Fremder es hoch nimmt.

## *Geist*

Ihr Baby hat seinen eigenen Kopf und kann sich verständlich machen. Außerdem

- betrachtet es sich weiterhin gern in einem **Spiegel**, aber seine Faszination führt jetzt noch einen Schritt weiter – **es »spricht« mit dem Spiegelbild** als wäre es ein anderes Baby;
- kann es antizipieren, dass jemand kommt, wenn es Schritte hört; es **wird aufgeregt**, weil es weiß, dass jemand da ist, obwohl es die Person noch nicht sehen kann;
- kennt es Furcht und wird ängstlich, wenn Sie es allein lassen und es niemanden mehr sehen kann;
- benutzt es viele verschiedene **Gesten**, um seine Wünsche deutlich zu machen, und zeigt **Vorlieben** und **Abneigungen**;
- ist es **neugierig**, wo seine Rassel hingeraten ist, wenn es sie hat **fallen** lassen, und **sucht** sie;
- **liebt** es **Spiele**, wie »Guckguck«, und lacht, wenn Sie seinen Kopf hinter einer Windel verbergen;
- ist es in der Lage, Dinge zu **erreichen**, weil es Entfernungen immer besser einschätzen kann (»**Augen-Hand-Koordination**«).

»Ich mache gerne

**andere nach!«**

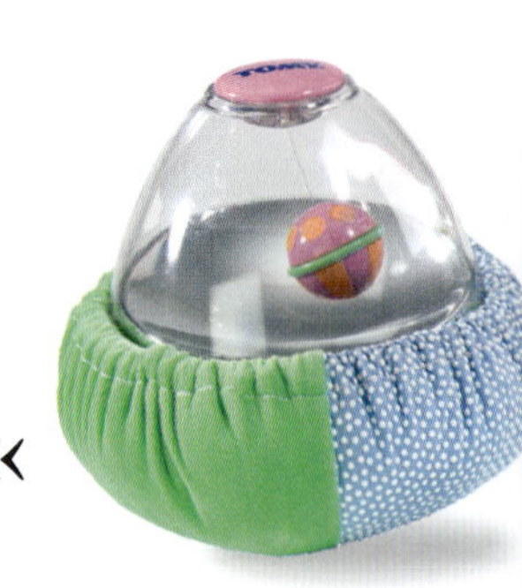

# Die goldene Stunde

Ihr Baby wird immer **gefühlvoller** und **will Ihnen seine Liebe** durch Berührung und Sprache **zeigen**. Reagieren Sie liebevoll mit Lauten, wie »ah«, mit Gesten und Streicheln.

»Kommentieren Sie immer, **was Sie tun!**«

Sozialverhalten 4 8 29
SPRECHEN 27 6 44
Bewegen 30 41 42
Hände 12 11 28
Geist 3 33

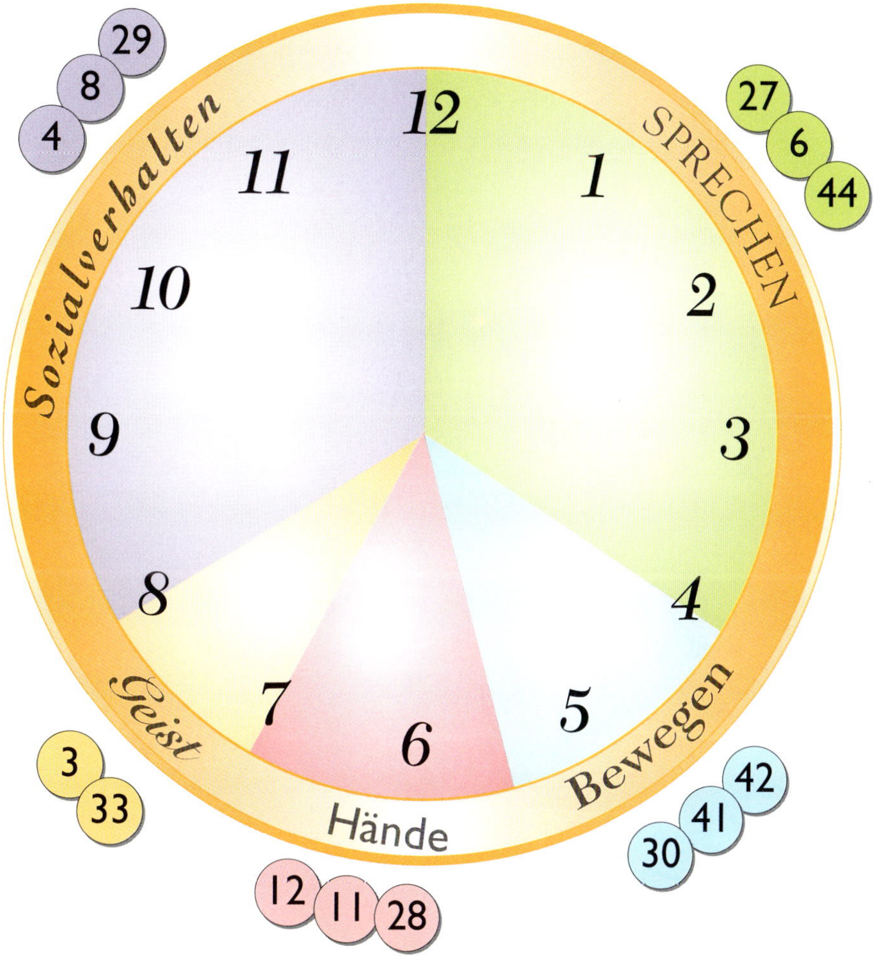

## Sozialverhalten

Lassen Sie das Baby **Ihr Gesicht berühren** und sagen Sie dabei »Hallo«. Stellen Sie einen Spiegel auf und helfen Sie ihm, **sein Spiegelbild zu tätscheln**. Es gibt viele Spielmöglichkeiten mit dem Spiegelbild. Lehren Sie Ihr Baby, **Liebe zu zeigen**, durch das Streicheln von Haustieren und Kuscheltieren, und betrachten Sie gemeinsam Bilderbücher mit Tierfamilien.
Spielmaterialien: **Bilderbücher, Stofftiere**

## SPRECHEN

**Sprechen Sie beständig mit ihm** – kommentieren Sie immer, was Sie tun; wenn Sie unterwegs sind, zeigen Sie auf interessante Dinge, besonders **Tiere**. **Wiederholen** Sie Sätze und loben Sie es, wenn es Sie zu verstehen scheint. **Singen Sie Lieder** und sprechen Sie Reime vor. Machen Sie **Klatschspiele**. **Lesen** Sie Bücher, zeigen Sie auf Tierabbildungen, benennen Sie sie und machen Sie Tierlaute nach.
Spielmaterialien: **Musikkassette, Bilderbuch**

# (11) Klatschspiele

Spiele, die **Rhythmus**, **Reime**, Betonung und **Musik** beinhalten, fördern den **Spracherwerb** auf vielfältige Weise. Klatschspiele machen Spaß, weil es dabei laut und rhythmisch zugeht. **Klatschen** und **Klopfen** sind Fertigkeiten, die sich schon früh ausbilden, sodass Ihr Kind bald mitmachen kann.

**Fertigkeiten,**
die Ihr Baby bei diesen Spielen übt:
- *Handkontrolle*
- *Augen-Hand-Koordination*
- *Koordination beider Hände*
- *Konzentration*
- *Gedächtnis*
- *Beobachtung*
- *Sprache*
- *Nachahmung*
- *Mitmachen*

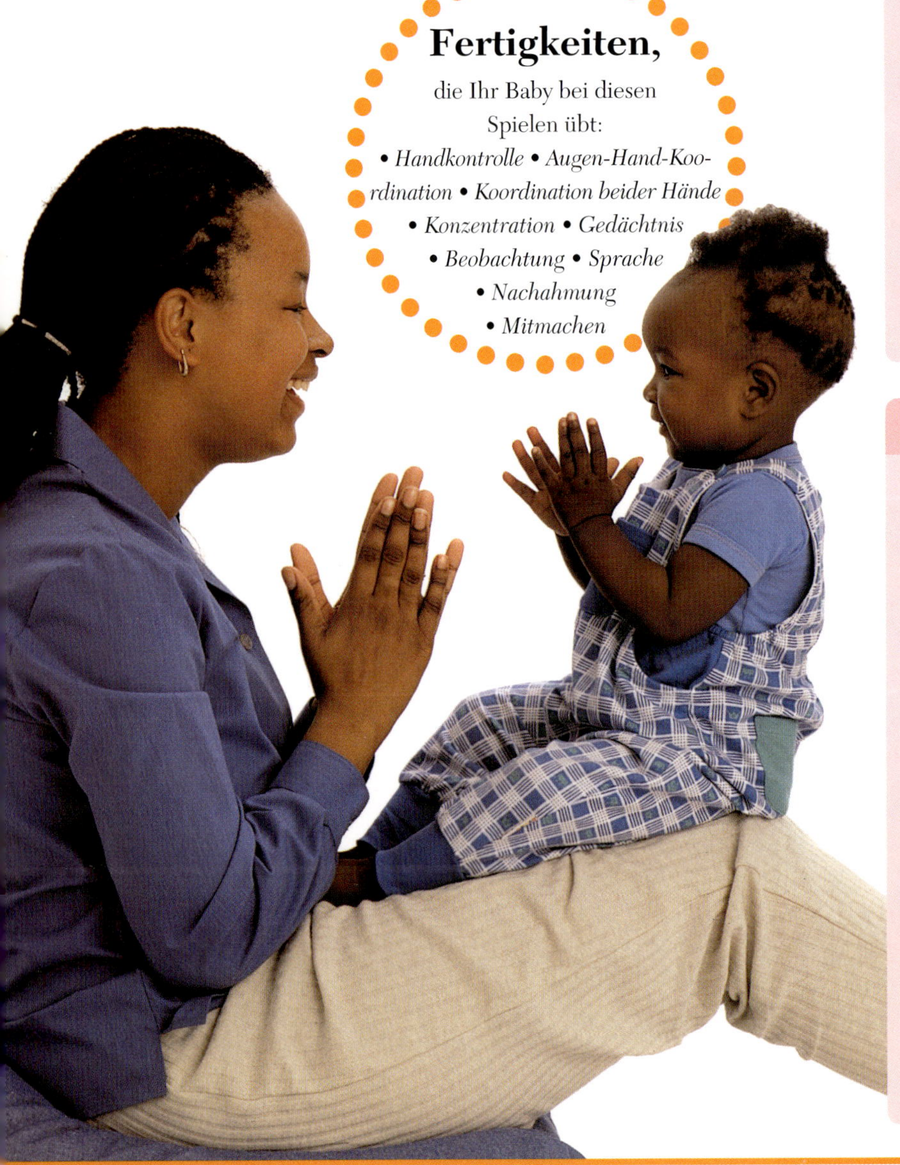

### *Backe, backe Kuchen*

Backe, backe Kuchen,
der Bäcker hat gerufen.
Wer will guten Kuchen backen,
der muss haben sieben Sachen:
Eier und Schmalz,
Zucker und Salz,
Milch und Mehl.
Safran macht den Kuchen gehl.
Schieb, schieb in Ofen rein.
*(Mit dem ganzen Körper werden alle Bewegungen des Kuchenbackens mitgemacht.)*

### *Das grüne Krokodil*

Das große, grüne Krokodil
vom Regenwald,
das liegt den ganzen Tag
im Matsch, es ist schon alt.
Sein großes Maul, das
öffnet sich nur leicht,
doch wenn es leise durch
die Sümpfe schleicht,
immer einmal am Tag,
auch nur dann, wenn es mag,
dann schnappt es sich eine
große Kröte,
kurz vor der Morgenröte.
*(Die Arme als Krokodilsmaul aufeinander legen. Jede zweite Silbe mit lautem Klatschen betonen.)*

# 12 Bauklötze

Traditionelle Holzbauklötze bieten vielerlei Anregungen und Herausforderungen. Lange bevor Ihr Baby sie **aufeinander stapeln** kann, umfasst es einen Stein, **untersucht** ihn sorgfältig und dreht ihn in seinen Händen. Bald wird es in jeder Hand **einen Stein halten** können und sie aneinander stoßen, um dadurch ein tolles, lautes Geräusch zu erzeugen. Ab dem elften Lebensmonat will es sie aufeinander stapeln; nun ist es in der Lage, einen Stein auch bewusst wieder **loszulassen**.

## Fertigkeiten,

die Ihr Baby bei diesen Spielen übt:

- *Greifen*
- *Loslassen*
- *Handgeschicklichkeit*
- *Augen-Hand-Koordination*
- *Konzentration*
- *Kraft*
- *Platzierung*

### *Nimm mal!*

Legen Sie verschiedene Holzklötze in seine Hand. Beschreiben Sie die Unterschiede: »Dieser runde Klotz ist rot. Er rollt.« »Der gelbe Stein ist eckig. Du kannst einen anderen Klotz auf ihn legen.« Lassen Sie es die Klötze untersuchen und selbst entscheiden, welchen es nehmen will.

### *Alles fällt um*

Wenn Ihr Baby sitzen kann, bauen Sie einen Turm aus Bauklötzen, den es umwerfen soll. Schlagen Sie zwei Holzklötze gegeneinander oder lassen Sie es mit dem Klotz in der Hand auf Klötze klopfen, die am Boden liegen.

### *Mit Klötzen bauen*

Sobald es die Klötze bewusst loslassen kann, kann es seinen ersten Turm bauen – erst zwei Klötze aufeinander, dann immer mehr. Bauen Sie eine Brücke und zeigen Sie ihm, wie man ein Spielzeugauto darunter durchschiebt.



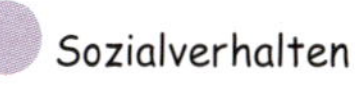

# 6 bis 7 Monate

Nun kann Ihr Baby frei sitzen; dies fördert seine Unabhängigkeit und sein Selbstvertrauen enorm. Es wird

- sich viel stärker behaupten und durchsetzen wollen,
- seine sich rapide entwickelnden sprachlichen Fertigkeiten üben,
- ein immer besseres Sozialverhalten entwickeln.

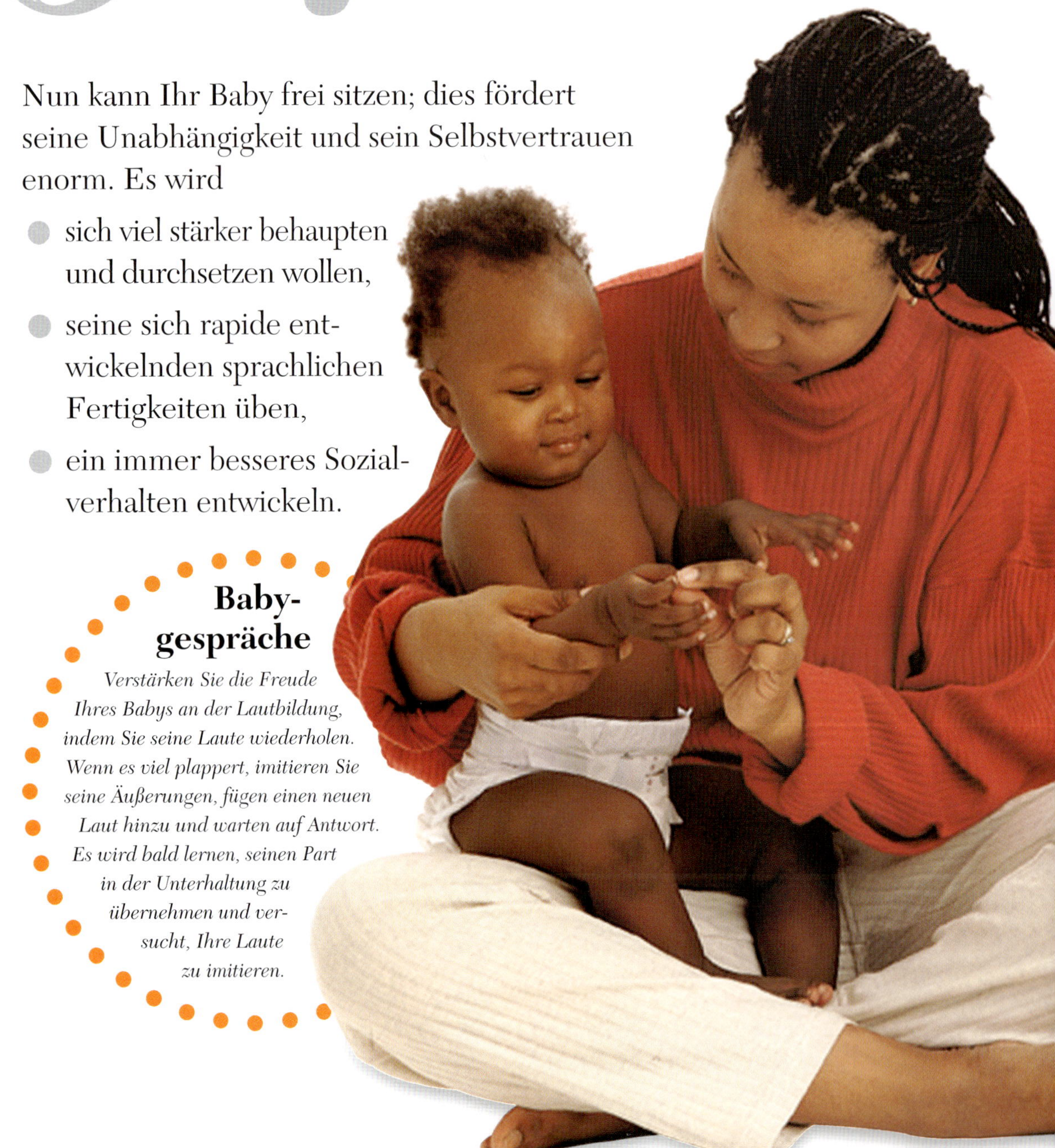

**Babygespräche**

*Verstärken Sie die Freude Ihres Babys an der Lautbildung, indem Sie seine Laute wiederholen. Wenn es viel plappert, imitieren Sie seine Äußerungen, fügen einen neuen Laut hinzu und warten auf Antwort. Es wird bald lernen, seinen Part in der Unterhaltung zu übernehmen und versucht, Ihre Laute zu imitieren.*

# Kein Wunder, dass Ihr Baby nun offener und zufriedener ist. Das Sitzen ermöglicht ihm einen aufregenden neuen Blick auf seine Umgebung.

## Geist

Ihr Baby beginnt nun, seine Umgebung auch wirklich zu verstehen, und sein Gedächtnis wird besser – es kann **tägliche Routineabläufe** und das Ritual bekannter Spiele **erahnen**. Dies können Sie daran erkennen, dass es

- **von seinem Spiegelbild fasziniert** ist und es sogar tätschelt – es streichelt auch Ihr Gesicht und zeigt dadurch seine tiefe Zuneigung; dabei erfährt es, wie es ist, Liebe zu empfinden und auszudrücken;
- **seinen Namen kennt** und darauf reagiert;
- **Sie nachahmt** – wenn Sie Ihre Zunge herausstrecken, macht es das Gleiche;
- die Handlungen eines Spiels **antizipiert**, das Sie häufig wiederholen;
- ein **teilweise unter einem Tuch verstecktes Objekt** finden kann und mit Vorliebe »Guckguck« spielt;
- die Bedeutung von »nein« schon beinahe versteht – und daraufhin innehält, sein Tun unterbricht und Sie fragend anschaut. (Dann sollten Sie das »Nein« wiederholen.)

## Sprechen

Ihr Baby beginnt, mit Unterhaltungen zu experimentieren – mit sich selbst und mit Ihnen; daher

- **plappert** es vor sich hin, weil ihm der Klang seiner eigenen Stimme gefällt;
- **beginnt** es **Unterhaltungen**, anstatt darauf zu warten, dass Sie anfangen;
- bildet es wiedererkennbare Laute;
- versucht es, **Laute zu imitieren**, die Sie machen;
- verfügt es über ein ganzes Orchester an hohen und tiefen Lauten, die ihre eigenen Bedeutungen besitzen;
- bildet es zum ersten Mal einen **Nasallaut**;
- macht es mit dem Kiefer **Kaubewegungen** – das Kauen stärkt die Bewusstmachung des eigenen Mundes und fördert die Sprachentwicklung.

## Sozialverhalten

Es liebt Gesellschaft, ist aber auch allein längere Zeit zufrieden. Es

- **erkennt**, dass andere Babys genauso sind wie es selbst, und versucht, sie freundschaftlich anzufassen;
- **tätschelt** andere Babys, sein Spiegelbild oder die Eltern;
- **»spricht«** mit sich selbst oder mit anderen Babys ebenso wie mit Ihnen;
- **macht** bei Spielen, wie »Backe, backe Kuchen« **mit**;
- ist sehr **gesellig** und will verstanden werden; es lacht, hustet, schreit, kiekst, schnaubt, lächelt und runzelt die Stirn, um sich mit Ihnen zu unterhalten.

# Bewegen

In diesem Monat macht es große Fortschritte. Jetzt kann es
- in der **Liegestützposition** eine Hand vom Boden abheben und sein ganzes Gewicht auf einem Arm tragen;
- **sicher** ohne Abstützung **sitzen**;
- in Rückenlage den **Kopf heben**;
- sich vom Rücken auf den Bauch **rollen** (das ist schwieriger als andersherum);
- seine Muskeln einsetzen und damit **seine Beine**, ohne zu zittern, **strecken**. Dadurch kann es sein eigenes Gewicht tragen, wenn Sie es auf Ihren Schoß stellen;
- **wippen**, indem es Knöchel, Knie und Hüften beugt und streckt.

# Hände

Der Griff Ihres Babys wird exakter und es
- **fasst** mit den Fingern, nicht mehr mit der geöffneten Hand nach einem Würfel;
- kann ein Spielzeug problemlos von einer in die andere Hand **legen**;
- greift mit einer Hand nach einem Spielzeug und nicht mehr mit beiden wie bisher;
- **hält** einen Klotz in einer Hand fest und nimmt in die andere Hand einen weiteren Klotz, der ihm angeboten wird.

Auch die Koordination verbessert sich, es
- **klopft** mit der flachen Hand;
- isst allein Fingerfood und kann **einen Löffel halten**, allerdings noch nicht sehr geschickt damit umgehen;
- kann aus einer Henkeltasse trinken.

## Objekt-permanenz

*Ihr Baby findet nun heraus, dass etwas weiterhin existiert, auch wenn man es nicht sehen kann – sei es die Mutter oder ein Spielzeug. Psychologen bezeichnen dies als »Objektpermanenz« oder »Personenpermanenz«. Wenn man ihm dabei hilft, ist es in der Lage, einen Gegenstand unter einem Tuch zu finden, wenn dieser noch ein wenig sichtbar ist.*

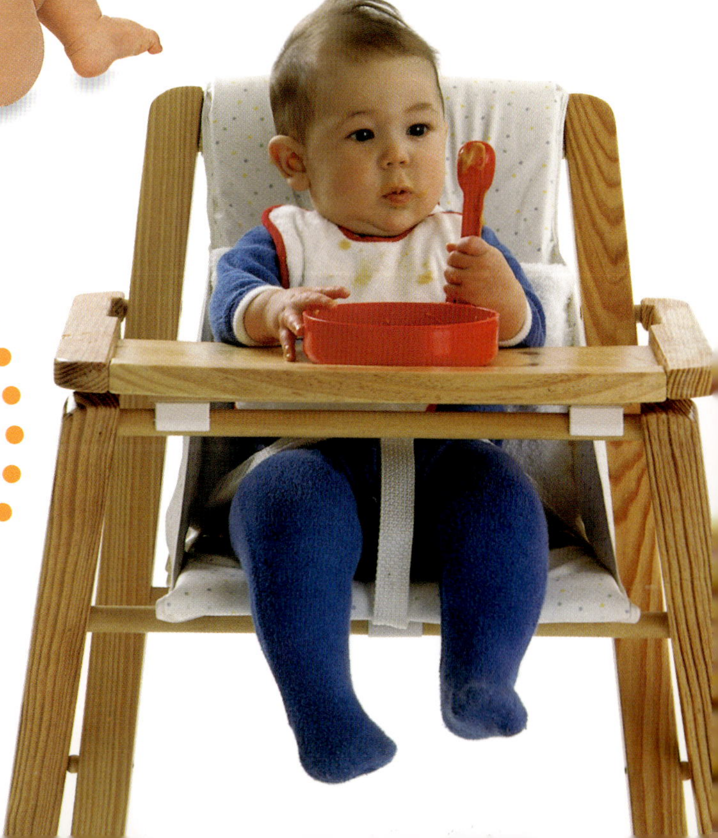

# Die goldene Stunde

Sein Griff wird immer genauer – er ist die Voraussetzung für viele weitere Lernprozesse und zunehmende Selbstständigkeit. Das Baby steckt Dinge auch in den Mund, um sie auf diese Weise zu untersuchen; geben Sie ihm daher keine sehr kleinen Gegenstände, die es verschlucken könnte. Es verfügt über eine viel bessere Kontrolle der Hände und Arme.

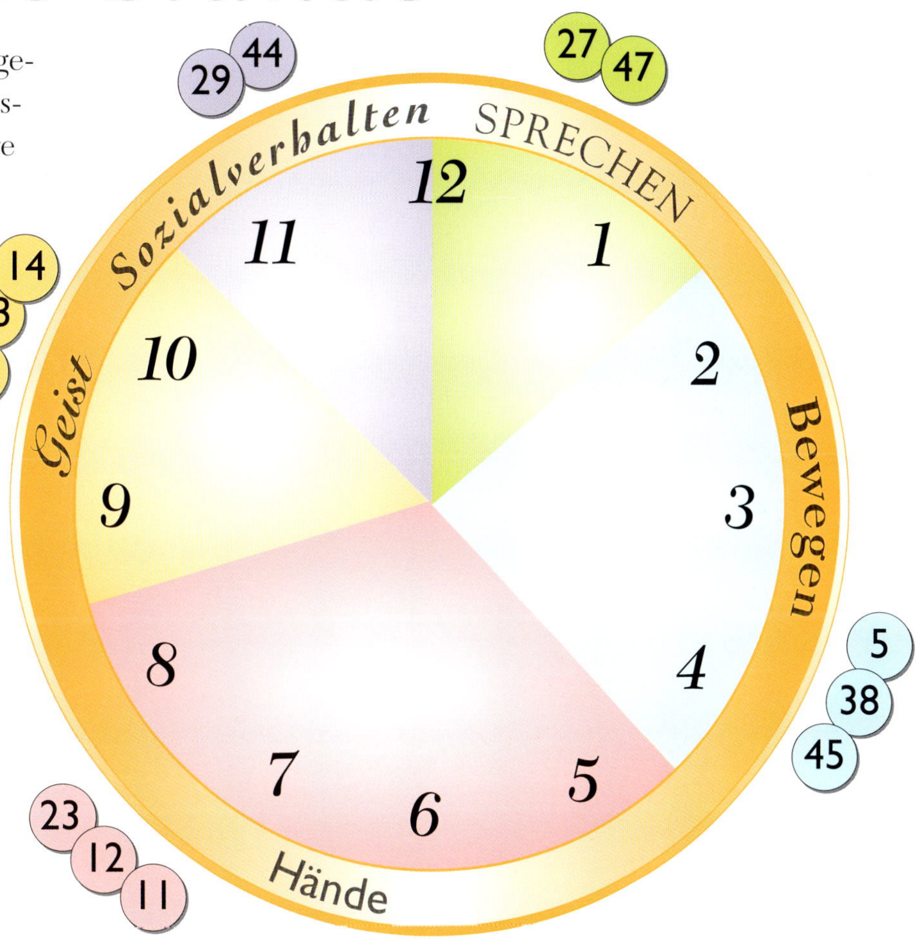


## Hände

Lassen Sie das Baby sein Fläschchen halten; gewöhnen Sie es an eine Henkeltasse. Geben Sie ihm kleine Dinge, die es zwischen den Fingern halten kann (sie dürfen aber nicht so klein sein, dass es sie verschlucken könnte). Es erzeugt gern **Geräusche**; zeigen Sie ihm, wie man mit der flachen Hand auf den Tisch klopft. Spielmaterial: **Ball, Bauklötze, Rassel**

## Bewegen

Jetzt kann es sich vom Rücken auf den Bauch rollen; machen Sie erste Turnspiele auf dem Boden. Haben Sie keine Hemmungen, »kindisch« zu wirken – Ihr Baby entwickelt **viel Sinn für Humor** und steckt Sie mit seiner Freude an. Auf dem Bauch kann es sich mit einer Hand abstützen; legen Sie Dinge in Reichweite – Greifen trainiert Gleichgewicht und Kraft.

## Geist

Geist und Sprache arbeiten auf Hochtouren, es liebt Finger- und Klatschspiele und versucht Tierlaute, die Sie vormachen, zu imitieren. Zeigen Sie ihm dazu immer ein echtes Tier oder eine Abbildung, damit es die Merkmale der Tiere kennen lernt – wie sie aussehen, welche Laute sie von sich geben und was sie alles können. Es liebt Bilderbücher aller Art.

# 13 Da und weg

**Fertigkeiten,**
die Ihr Baby bei diesen Spielen übt:
• *Neugierde* • *Kognitives Denken* • *Konzentration* • *Erfolgsgefühl* • *Verständnis* • *Begriff des Weggehens/Zurückkommens* • *Begriff des Versteckens/Findens* • *Rhythmus* • *Sprache* • *Gleichgewicht* • *Kopfkontrolle*

Dieses Spiel ist ein direkter Nachfolger des Guckguck-Spiels; Ihr Baby lernt dabei verstehen, dass **Dinge auch noch existieren**, wenn man sie nicht sehen kann. Als nächsten Schritt versucht es herauszufinden, **WO Dinge hingeraten sind, wenn es sie nicht sehen kann**. Dank dieses Wissens kann es sich auch dann noch sicher fühlen, wenn vertraute Personen und Dinge verschwunden sind, weil es weiß, dass sie zurückkommen werden – auch die Eltern.

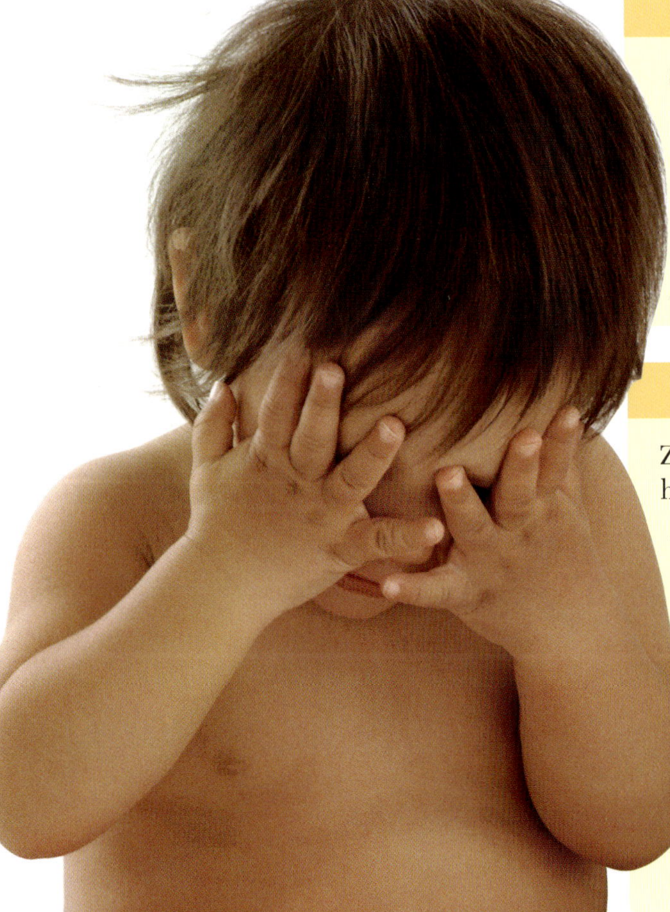

## *Wo ist es hin?*

Setzen Sie sich mit Ihrem Baby auf den Boden. Halten Sie ein Quietschspielzeug an eine Stelle, wo Ihr Baby es nicht erreichen kann, und lassen Sie es quietschen. Dann verstecken Sie es hinter Ihrem Rücken. Wenn es danach sucht, loben Sie es und geben es ihm.

## *Fingerspiel*

Zehn kleine Zappelmänner zappeln hin und her. – Zehn kleinen Zappelmännern fällt das gar nicht schwer.
Zehn kleine Zappelmänner zappeln auf und nieder. – Zehn kleine Zappelmänner tun das immer wieder.
Zehn kleine Zappelmänner zappeln rund herum. – Zehn kleine Zappelmänner finden das nicht dumm.
Zehn kleine Zappelmänner spielen mal Versteck. – Zehn kleine Zappelmänner sind auf einmal weg!
*(Mit den Fingern die Geschichte spielen.)*



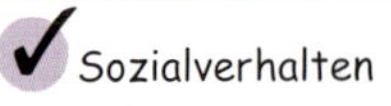

# ⑭ Mehr über Bücher

Bücher gehören zu den besten Spielsachen; sie sind interessant anzuschauen, Ihr Baby schult Beobachtungsgabe, Verständnis und erweitert sein Wissen. Außerdem ist es meist eine gemeinsame Aktivität mit Ihnen und schon deshalb gefällt es ihm. Bücher mit einfachen **Geschichten** leiten Ihr Baby an, sich vorzustellen, was **als Nächstes passieren** wird und fördern **Vorstellungskraft**, **Gedächtnis** und **Intellekt**. Darüber hinaus fördern sie die Ausbildung vieler weiterer Fertigkeiten – auch körperliche, wie das **Zeigen**.

**Fertigkeiten,**

die Ihr Baby bei diesen Spielen übt:

• *Konzentration* • *Erinnern von Ereignisfolgen* • *Seiten umblättern* • *Bilder und Dinge wieder erkennen* • *Wörter und ihre Bedeutung* • *Benennen* • *Wörter gezielt einsetzen*

## Geschichtenzeit

Lesen Sie ganz einfache Geschichten mit wenigen Worten und mit großen, einfachen Bildern vor. Tierbücher, vor allem über Tierfamilien, sind ideal. Zeigen Sie jeweils auf die Abbildung des Tieres, benennen Sie das Tier (Katze) und sein Baby (Kätzchen) und machen den Tierlaut vor. Dann erfinden Sie eine Geschichte dazu. Babys lieben auch Bilder von anderen Babys.

## Umblättern

Beschreiben und zeigen Sie beim Vorlesen, wie man umblättert. Erst wenn Ihr Baby sehr feine Fingerbewegungen beherrscht, kann es eine Seite allein umblättern (zwischen elf und zwölf Monaten); es wird es aber schon sehr viel früher versuchen.

## Familiengeschichten

Ihr älteres Baby ist begeistert, wenn sein eigener Name und der Name anderer Familienmitglieder in Geschichten genannt werden. Erfinden Sie Geschichten, in denen das Baby, Mutter, Papa, Oma und Opa und das Haustier vorkommen. Dies stärkt das Selbstbild und die Vorstellung von Familie.

# 7 bis 8 Monate

Ihr Baby begreift allmählich, dass es eine eigenständige Person ist – und die ihm nahen Menschen etwas Besonderes. In diesem Monat

- wird es schüchtern und beginnt zu fremdeln,
- zeigt es, dass es eine besondere Zuneigung zu Ihnen entwickelt hat.

## »Schau mich doch an!«

### *Sozialverhalten*

Ihr Baby begegnet Menschen, die es nicht gut kennt, vielleicht mit einem gewissen Argwohn; dies stellt gleichzeitig seine Zuneigung und Vorliebe für die Menschen, die es am besten kennt, unter Beweis. Achten Sie darauf, wie es

• reagiert, wenn Sie es um ein Küsschen bitten – es **wendet** Ihnen **seinen Körper zu** und spitzt die Lippen;
• ein Stofftier oder ein Haustier **streichelt**, um Zuneigung auszudrücken;
• **ältere Kinder beachtet** und sie von Ihrem sicheren Arm aus berühren will;
• **zu schreien beginnt**, wenn Sie weggehen, und sich beruhigt, wenn Sie wiederkommen.

### Sprechen

Es kann seine Gefühle und Bedürfnisse durch Mimik und Geräusche ziemlich gut verständlich machen. Zwar dauert es noch einige Monate, bis es „richtig“ spricht, doch

• es beginnt **Silben zu kombinieren** (Jungen meist etwas später als Mädchen); aus „**da**“ wird „**dada**“, aus „**ma**“ „**mama**“ und „**gu**“ „**gugu**“ usw.;
• es versucht sogleich, **Tierlaute nachzuahmen**, wenn es ein Tier auf der Straße oder eine Abbildung in einem Buch sieht.

# Ihr Baby lernt, seine Liebe auszudrücken – es zeigt Ihnen, dass es Sie liebt und ist am glücklichsten, wenn Sie ihm Ihre Liebe ebenfalls zeigen.

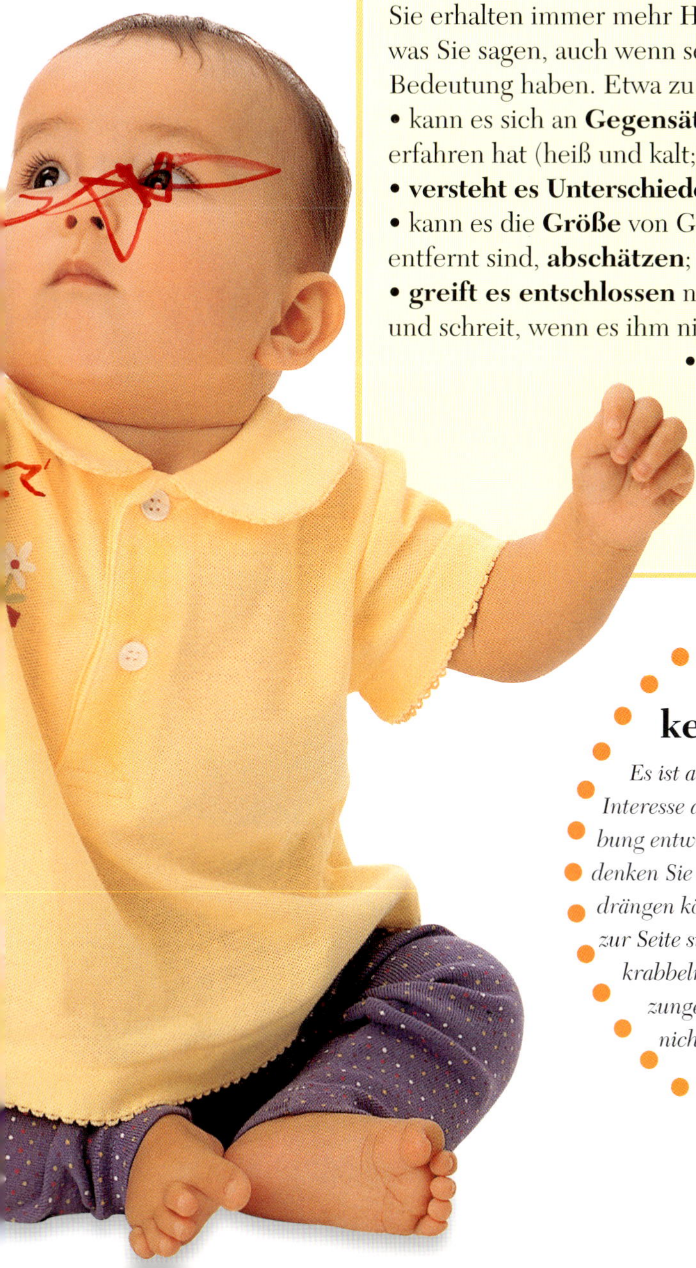

## Geist

Sie erhalten immer mehr Hinweise darauf, dass Ihr Baby versteht, was Sie sagen, auch wenn seine »Wörter« noch keine »richtige« Bedeutung haben. Etwa zu dieser Zeit

- kann es sich an **Gegensätze erinnern**, die es durch Berühren erfahren hat (heiß und kalt; hart und weich);
- **versteht es Unterschiede**, z.B. Mamas Mantel – Babys Mantel;
- kann es die **Größe** von Gegenständen, die maximal einen Meter entfernt sind, **abschätzen**;
- **greift es entschlossen** nach einem Spielzeug, das es haben will – und schreit, wenn es ihm nicht gelingt;
- **versteht es Sätze**, die Routineabläufe bezeichnen, z.B. »Es ist Zeit fürs Bad.«
- weiß es, was »Nein« bedeutet: »Halt«, »Tu es nicht« oder »Berühr es nicht«;
- **spielt** es längere Zeit mit seinen Spielsachen und untersucht konzentriert.

## Zwingen Sie keinen Zeitplan auf

*Es ist aufregend, wenn Ihr Baby nun echtes Interesse an seinen Spielsachen und seiner Umgebung entwickelt und in Kürze krabbeln wird. Aber denken Sie daran, dass Sie ihm keinen Zeitplan aufdrängen können. Sie können ihm als Spielkamerad zur Seite stehen und es anleiten. Doch es wird erst krabbeln, wenn die erforderlichen Voraussetzungen gegeben sind. Vergleichen Sie es nicht mit gleichaltrigen Babys – jedes Baby ist anders.*

# Bewegen

Die **Selbstständigkeit** und **Entschlossenheit** Ihres Babys führt unweigerlich zu irgendeiner Form der Fortbewegung. Es

- versucht, seinen Körper zu einem Spielzeug hinzubewegen, das außer Reichweite liegt – dabei findet es vermutlich heraus, dass es mit dem **Körper vor- und zurückschaukeln** kann und dadurch genügend Schwung bekommt, um das Spielzeug zu erreichen;
- lernt eine wichtige Lektion aus dieser »**Schaukel-Bewegung**« – dass es mit dem Körper etwas erreicht, was ihm mit den Händen allein nicht gelingt;
- steht gern auf Ihren Knien – seine Beine sind nun kräftig und **tragen sein Gewicht** problemlos auf Knien und Hüfte.

# Hände

Die Fähigkeit, sich längere Zeit selbst zu beschäftigen, wird durch wachsende Handgeschicklichkeit unterstützt. Sie stellen fest, dass

- es **mit den Händen** auf jede Fläche **klopft**; wenn Sie ihm ein Spielzeug geben, klopft es damit;
- sein **Griff so geschickt ist**, dass es ein Stück Papier zu sich ziehen und zerreißen kann;
- es mit den Fingern nach einem Spielzeug **greift**;
- es mit dem Zeigefinger auf Dinge **zeigt** – ein Indiz für die Ausbildung des **Pinzettengriffs**.

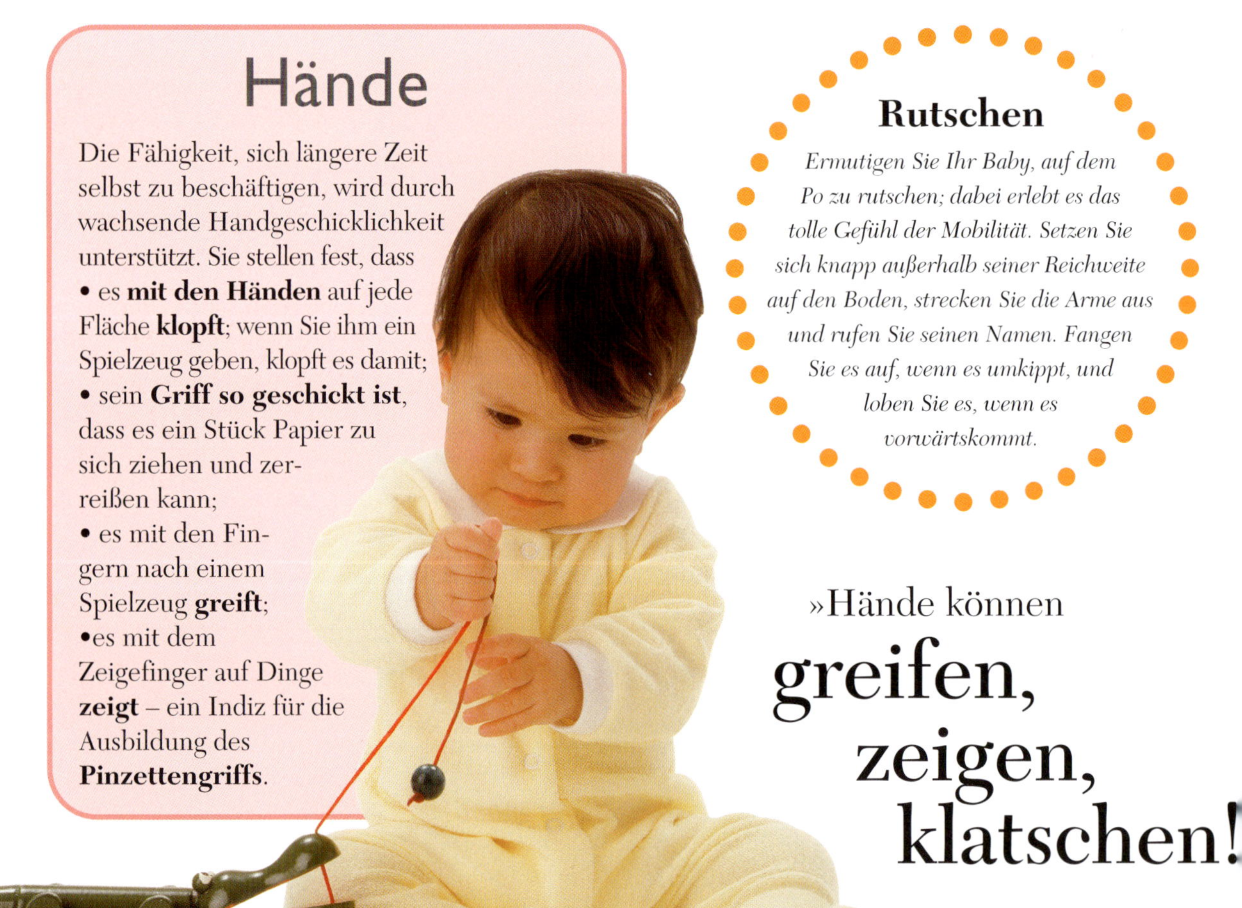

## Rutschen

*Ermutigen Sie Ihr Baby, auf dem Po zu rutschen; dabei erlebt es das tolle Gefühl der Mobilität. Setzen Sie sich knapp außerhalb seiner Reichweite auf den Boden, strecken Sie die Arme aus und rufen Sie seinen Namen. Fangen Sie es auf, wenn es umkippt, und loben Sie es, wenn es vorwärtskommt.*

»Hände können **greifen, zeigen, klatschen!**«

# Die goldene Stunde

Die Persönlichkeit Ihres Babys wird immer klarer erkennbar. Es weiß, wer die ihm liebsten Menschen sind. Es mag gar nicht, wenn Sie weg sind, und zeigt Furcht und Angst, wenn Sie es allein lassen. Es begegnet Fremden mit Skepsis; machen Sie es daher langsam mit unbekannten Menschen vertraut.

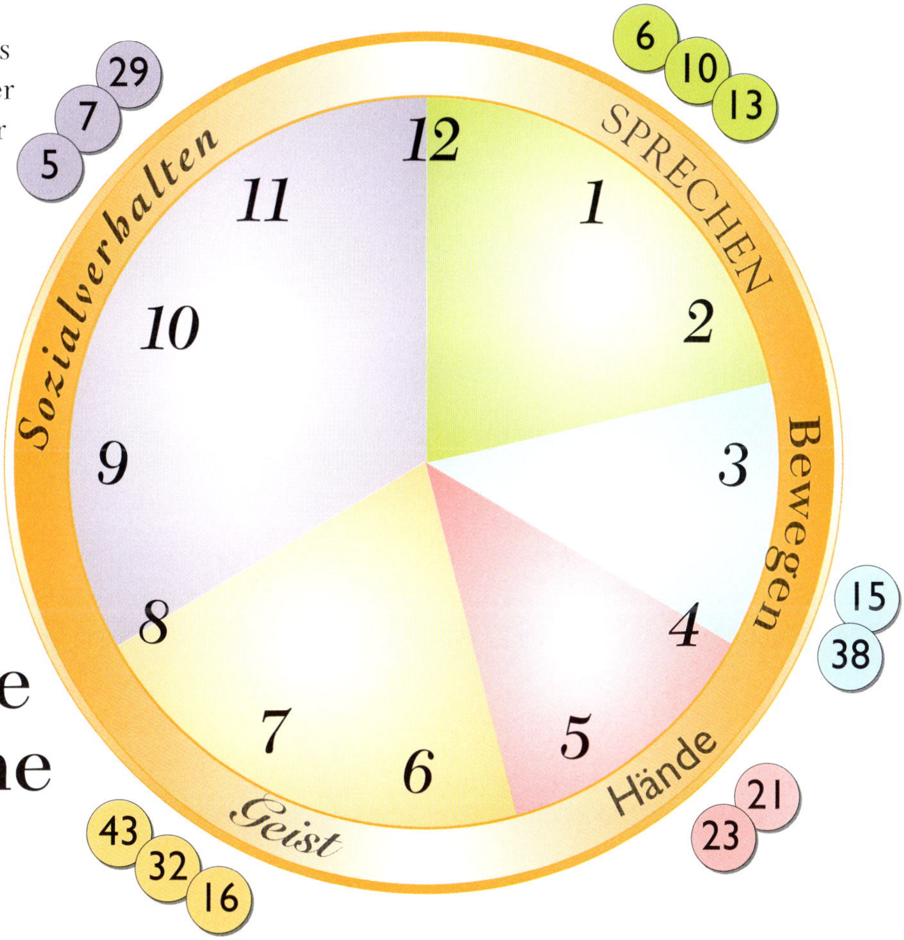

## »Sagen Sie ihm Reime vor!«

### Sozialverhalten

Es zeigt seine **Anhänglichkeit, küsst** und **tätschelt** Sie gerne. Erwidern Sie seine Zärtlichkeiten mit Umarmungen und Küssen. Verwöhnen Sie es weiterhin mit Babymassage. Es interessiert sich für andere Kinder und will sie anfassen. Jetzt ist der richtige Zeitpunkt, um es an **Spielkameraden** zu gewöhnen.

### Geist

Es **versteht** »**Ja**« und »**Nein**« – verwenden Sie daher diese Wörter häufig. Sprechen Sie das Ja positiv und freundlich, das Nein bedenklich und bestimmt. Achten Sie darauf, dass das Nein nicht zu einer automatischen Reaktion wird, weil es dann seine Signalwirkung verliert.

### SPRECHEN

Ihr Baby kann nun zweisilbige Laute bilden. Rezitieren Sie **Kinderreime**, die viele **Wiederholungen** haben; **wiederholen** Sie die »Wörter«, die Ihr Baby sagt. Lesen Sie ihm vor, zeigen Sie auf Abbildungen und benennen Sie die Dinge.
Spielmaterial: **Bücher**

# 15 Rollspiele

**Fertigkeiten,**
die Ihr Baby bei diesen Spielen übt:
• *Sich rollen* • *Beweglichkeit* • *Kraft* • *Koordination* • *Neugierde*

In den ersten Monaten trägt jegliche körperliche Bewegung zur Entwicklung der Fertigkeiten, die für das Laufen erforderlich sind, bei. Die Kopfkontrolle wird als eine der ersten wichtigen Fertigkeiten erworben. Ebenso wichtig ist die Kräftigung des Oberkörpers, damit es als Vorbereitung auf das Krabbeln den Körper drehen und wenden kann. Bevor sich Ihr Baby vom Bauch auf den Rücken rollen kann, lernt es erst, sich vom Rücken auf den Bauch zu rollen.

## *Roll zu Papa*

Legen Sie sich neben Ihr Baby auf den Boden. Rufen Sie seinen Namen und bitten Sie es, sich auf Ihre Seite zu rollen. Geben Sie ihm einen dicken Kuss.

## *Herumrollen*

Legen Sie es auf den Boden, das Gesicht von Ihnen abgewandt. Rufen Sie seinen Namen und ermuntern Sie es, sich Ihnen zuzurollen. Loben Sie es, wenn es gelingt.

## *Finde das Spielzeug*

Legen Sie es in Rückenlage neben ein Lieblingsspielzeug. Rufen Sie seinen Namen und spornen es an, sich zur Seite zu rollen, um das Spielzeug zu erreichen.

## *Familienspaß*

Wenn es das Rollen beherrscht, zeigen Sie ihm, dass Sie es auch können – mit Mama und Papa macht es noch viel mehr Spaß! Und auch Ihnen wird es gefallen!


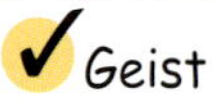

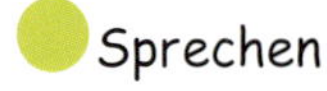

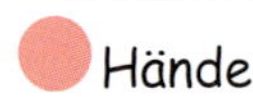

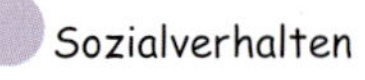

# 16 Babys Schatzkiste

Etwa ab dem achten Lebensmonat verbessert sich die **Handgeschicklichkeit** Ihres Babys deutlich. Nun liebt es, in Behälter zu **schauen** und ihren Inhalt zu entdecken. Machen Sie aus einem Korb eine »Schatzkiste«, in die es sich **vertiefen** und die es erforschen kann.

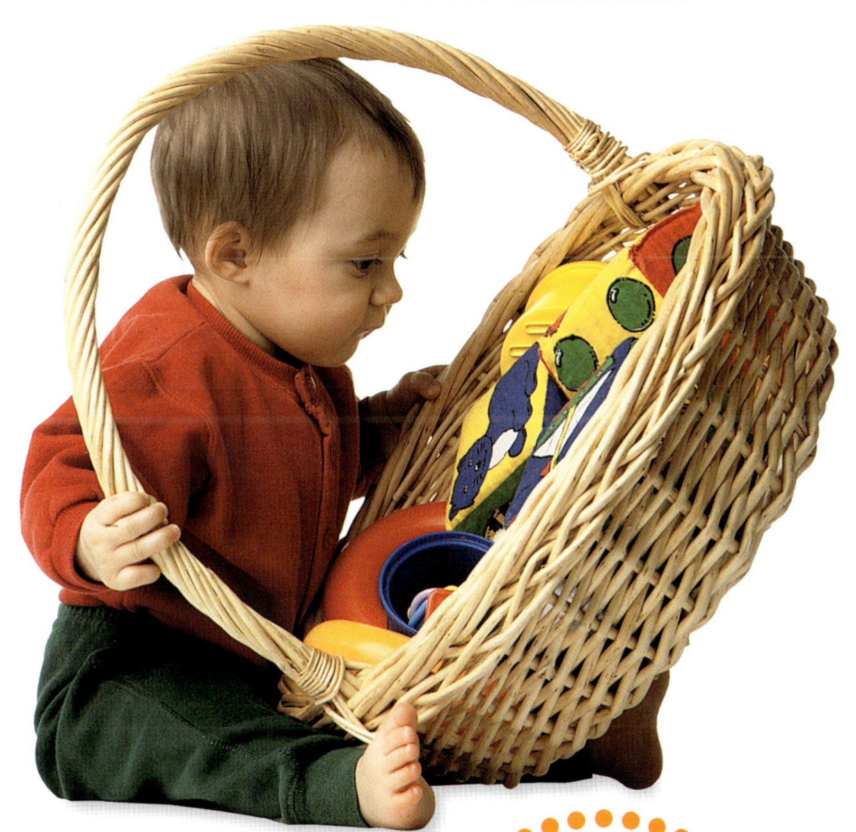

## *Lauter tolle Sachen*

Sammeln Sie gemeinsam verschiedene kleine, interessante Dinge, z.B. leere Garnrollen, Tannenzapfen, Holzklötze, Bälle, Quietschtiere, Rasseln, Kuscheltiere, auch Kleidungsstücke, wie Socken oder Handschuhe. Legen Sie alles zusammen in eine weiche, leicht zu öffnende Tasche, z.B. eine Badetasche; auch ein kleiner Kopfkissenbezug ist geeignet. Schütteln Sie die Tasche, damit Ihr Baby hören kann, wie sich der Inhalt bewegt. Lassen Sie es die Tasche von außen befühlen. Dann helfen Sie ihm, sie zu öffnen, und ermuntern es dazu, den Inhalt der Tasche selbst auszupacken.

## *Aus- und einpacken*

Legen Sie Gegenstände in einen großen Korb. Setzen Sie Ihr Baby daneben; nun darf es die Sachen herausholen. Sobald alles ausgepackt ist, helfen Sie ihm, alle Sachen wieder einzuräumen. Dieses Spiel fördert das Loslassen und das Greifvermögen.

## *Entdeckerfreude*

Bereiten Sie eine Tasche vor wie im vorigen Spiel, lassen Sie sie Ihr Baby aber diesmal selbst öffnen und den Inhalt entdecken.

**Fertigkeiten,**

die Ihr Baby bei diesen Spielen übt:

• *Beobachten* • *Neugierde* • *Überlegen* • *Konzentration* • *Augen-Hand-Koordination* • *Sortieren*

# 8 bis 9 Monate

Der neunte Monat ist besonders spannend, weil Ihr Baby nun eine echte Persönlichkeit wird. Beobachten Sie, wie es

- Spiele und Späße imitiert – ein sicheres Zeichen dafür, dass es Sinn für Humor entwickelt,
- seinen Willen behauptet, weil es seinen eigenen Kopf hat.

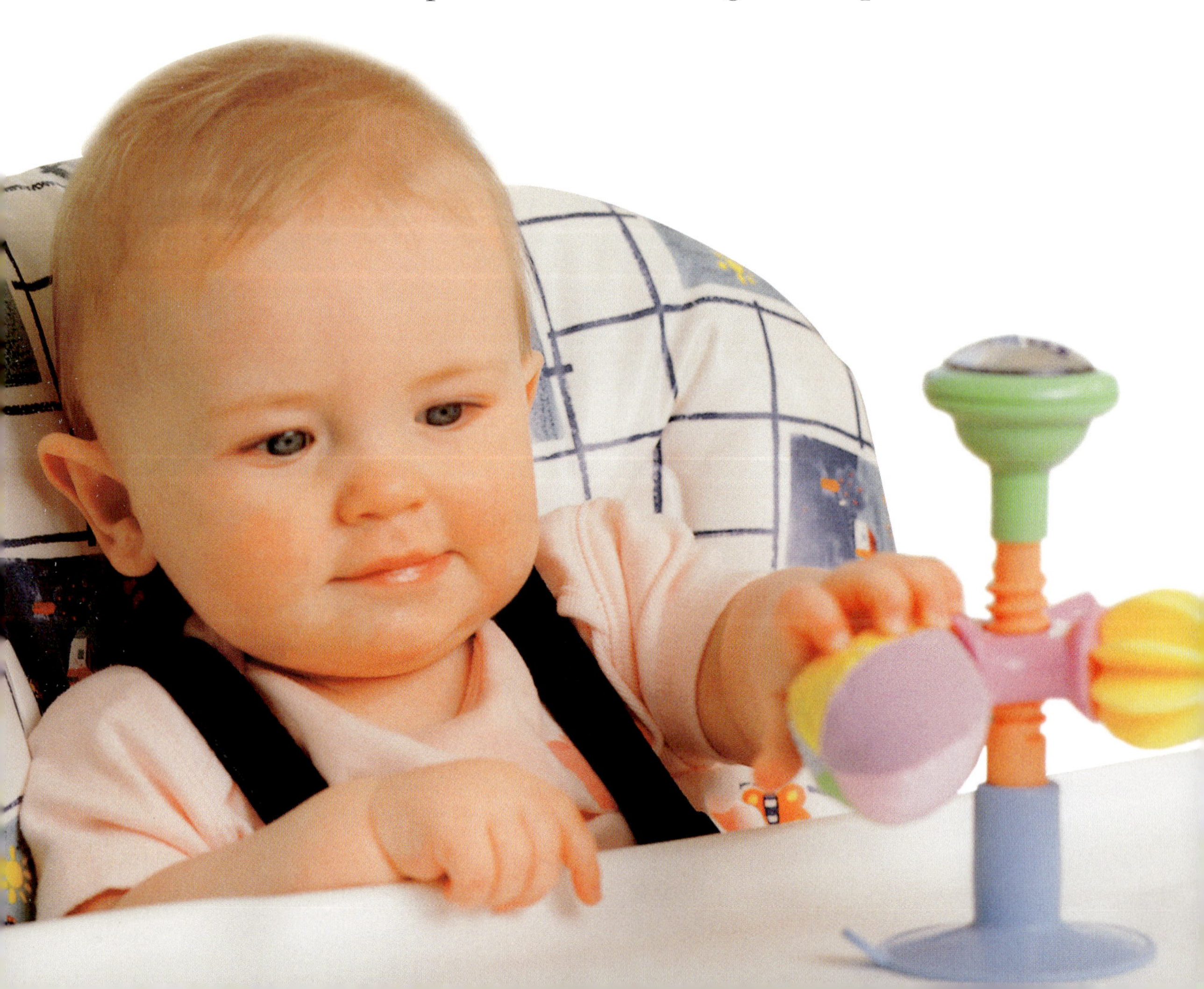

# Ihr Baby will nun unbedingt mobil werden, weil es so viele Dinge zu entdecken gibt. Jetzt ist es höchste Zeit, die Wohnung kindersicher zu machen!

## Bewegen

Ihr Baby will seinen Körper in Bewegung versetzen und sich aufrichten. Seine Muskeln sind jetzt so weit entwickelt, dass es

- längere Zeit **sitzen kann** – bis zu zehn Minuten –, bevor es müde wird;
- sich ohne umzukippen **nach vorne beugen** kann – allerdings kann es sich noch nicht seitlich beugen oder in der Taille drehen;
- **nicht aufgibt**, wenn es einen Gegenstand erreichen will; es probiert dazu verschiedene Formen der Fortbewegung aus, verliert aber noch das Gleichgewicht;
- sich durch Rollen in eine Sitzposition bringen und sich so auch fortbewegen kann;
- vielleicht **Krabbelbewegungen probiert**, wenn Sie es auf den Bauch legen und es bitten, zu Ihnen zu kommen; seien Sie nicht überrascht, wenn es zunächst rückwärts rutscht – sein Gehirn kann die Muskeln noch nicht unterscheiden;
- sich in seinem Bettchen oder an Möbeln zum **Stehen hochzieht;** es sackt aber wieder zusammen, weil Gleichgewichtssinn und Koordination noch nicht ausgebildet sind.

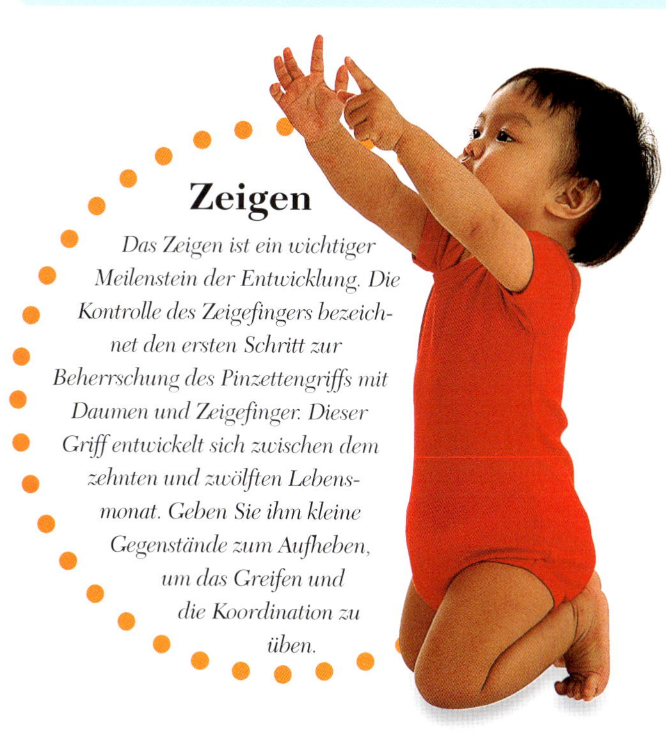

### Zeigen

*Das Zeigen ist ein wichtiger Meilenstein der Entwicklung. Die Kontrolle des Zeigefingers bezeichnet den ersten Schritt zur Beherrschung des Pinzettengriffs mit Daumen und Zeigefinger. Dieser Griff entwickelt sich zwischen dem zehnten und zwölften Lebensmonat. Geben Sie ihm kleine Gegenstände zum Aufheben, um das Greifen und die Koordination zu üben.*

## Sprechen

Die Laute Ihres Babys ähneln immer mehr »richtiger« Sprache. In diesem Monat

- beginnt es, **neue Laute** und Konsonanten wie »t« und »w« hinzuzufügen;
- versucht es, Ihr Sprechen **nachzumachen**;
- **bekommt sein Plappern Bedeutung** – der Tonfall hebt und senkt sich und entspricht dem Rhythmus und Sprachverlauf »richtiger« Sprache;
- sagt es vielleicht öfter »Papa«, wenn der Vater tatsächlich anwesend ist – es lernt, **Wörtern ihre Bedeutung zuzuweisen**;
- **ruft** es, um Aufmerksamkeit zu erregen;
- versteht es die Bedeutung von »auf Wiedersehen«.

## *Geist*

Es hat eine feste Vorstellung davon, wer es ist. Es

- kann deutlich machen, was es nicht mag – es hält die Hände vors Gesicht, damit Sie es nicht waschen, oder über den Kopf, damit Sie es nicht kämmen;
- **sucht unter** einem Tuch nach einem dort versteckten Spielzeug;
- kann sich ausdauernd mit Spielsachen beschäftigen, die es wirklich mag;
- **versteht**, wenn Sie wollen, dass es etwas tut, z.B. die Hände ausstrecken, damit Sie sie waschen können.

## Hände

Der Griff Ihres Babys wird immer exakter und es kann immer besser mit kleinen Gegenständen hantieren; dieses Können stellt es unter Beweis, wenn es

- versucht, **die Seiten eines Buches umzublättern** – auch wenn es noch mehrere auf einmal umblättert;
- nachdrücklich auf Dinge **zeigt**, die es haben will, und dazu lautstarke Äußerungen von sich gibt;
- einen Bauklotz in jeder Hand **halten** und sie zusammenschlagen kann;
- **Spielsachen** immer öfter mit den Fingern und seltener mit dem Mund untersucht;
- Gegenstand zwischen Daumen und Fingern hält;
- kleine Nahrungsstücke, z.B. Rosinen und Erbsen, mit Fingern und Daumen **aufhebt**.

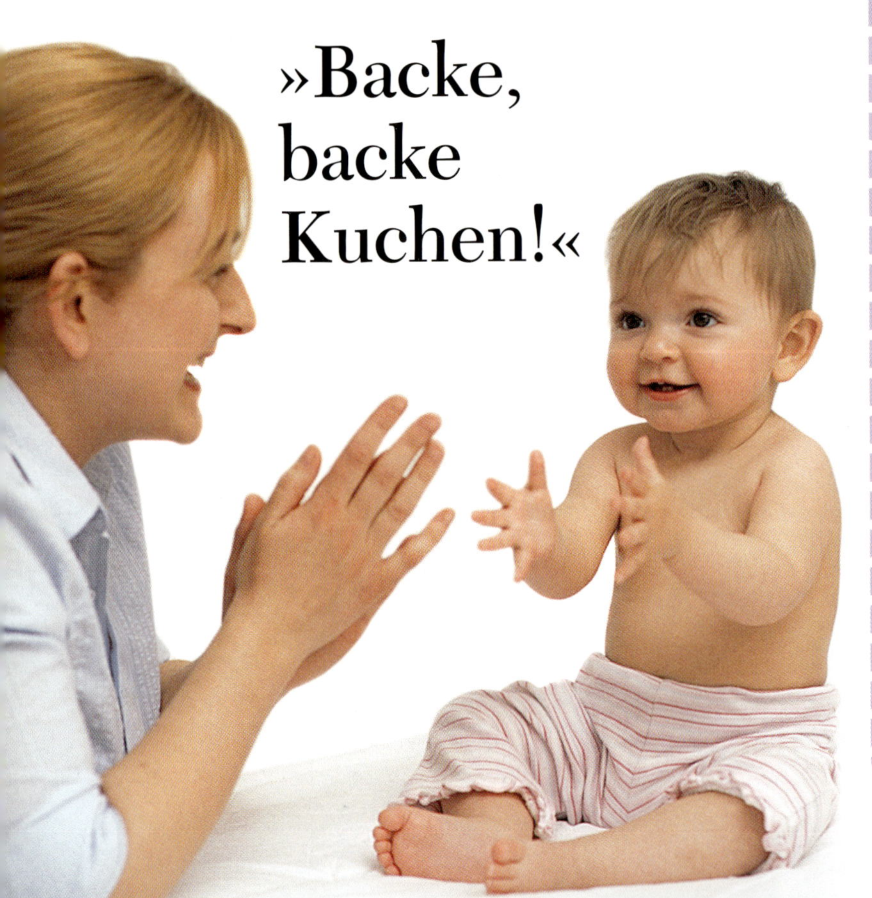

**»Backe, backe Kuchen!«**

## *Sozialverhalten*

Ihr Baby stellt seine **Persönlichkeit** immer häufiger unter Beweis – es ist heiter, pingelig, laut, bestimmt, empfindlich. Egal, wie sein Wesen ist, es

- **beteiligt** sich gern an allen Ihren Betätigungen, spielt aber auch allein;
- **spielt am liebsten** mit Ihnen – Bälle rollen, nach Luftballons schlagen oder »Backe, backe Kuchen« spielen – und es antizipiert Handlungen;
- versteht, wenn jemand weggeht, und winkt zum Abschied;
- liebt Späße und alle anderen Arten von Neckereien.

# Die goldene Stunde

Gegen Ende dieses Monats krabbelt es vielleicht schon – helfen Sie ihm, dieses bedeutsame Ereignis mithilfe von Körperspielen und freudiger Teilnahme bald zu erlangen.

## »Treiben Sie Späße!«

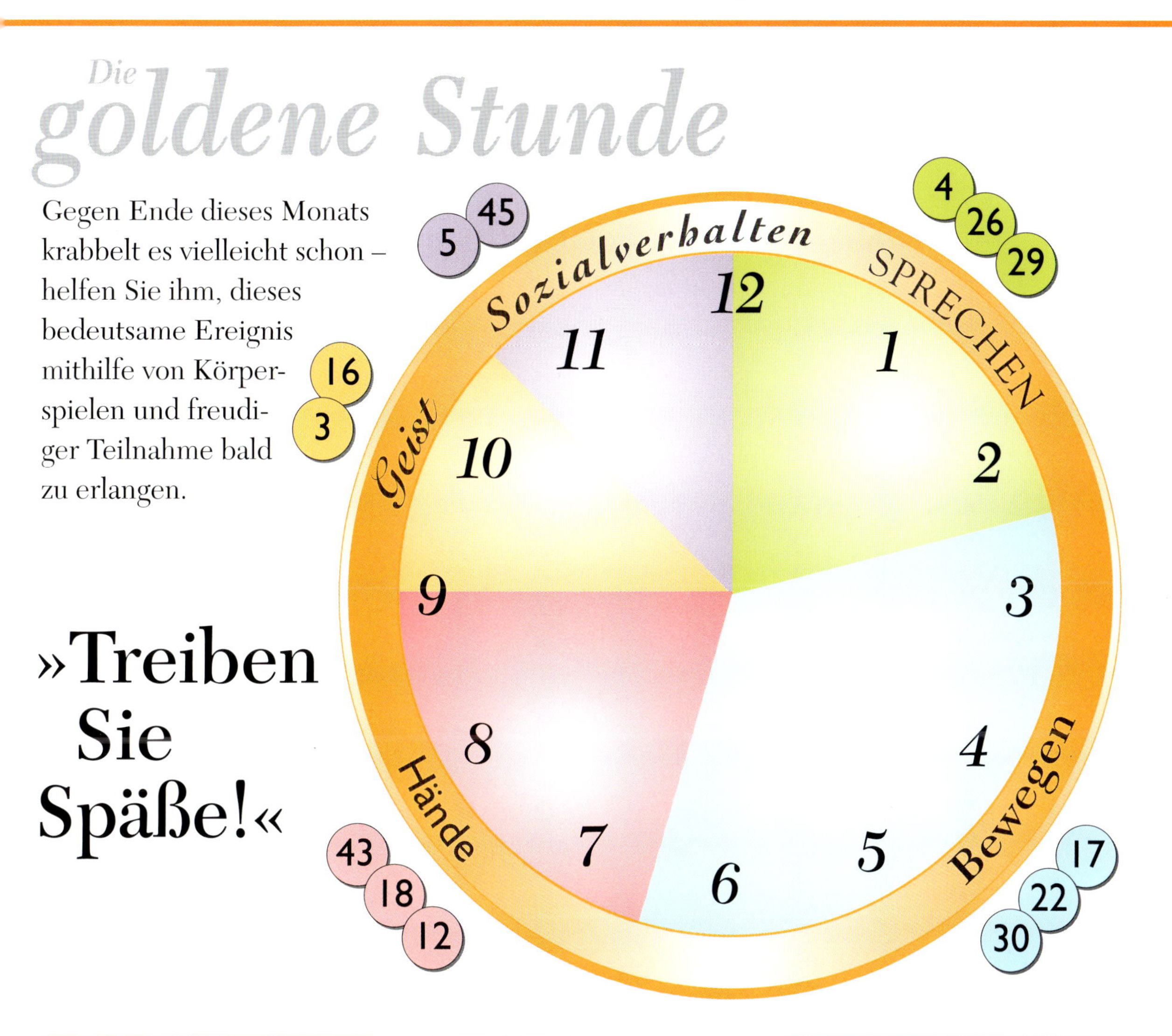


## SPRECHEN

Sagen Sie Auf Wiedersehen und winken Sie, wenn jemand weggeht. **Beschreiben Sie alles und führen Sie Handlungen vor.**

## Sozialverhalten

Machen Sie mit Ihrem Baby gemeinsame Spiele, z.B. einen Ball hin- und herrollen, »Backe, backe Kuchen« und »Wer will fleißige Handwerker sehen?«.

## Hände

**Spornen Sie es an**, auf Dinge zu zeigen, indem Sie es fragen: »Was willst du?«, und »Wo ist Papa?«. Zeigen Sie beim Bücheranschauen auf Bilder und **regen** Sie **es an**, es Ihnen **gleichzutun**. Zeigen Sie ihm, wie man Bauklötze aufeinander stapelt, denn es kann seinen Griff nun willentlich **lockern**.
Spielmaterial: **Bücher, Bauklötze**

## Bewegen

Es will sich aus eigener Kraft vorwärts bewegen – legen Sie Spielsachen in einige Entfernung, damit es sich bewegen muss, um sie zu erreichen. Oder setzen Sie sich von ihm weg und breiten Ihre Arme aus. Es kann jetzt **sehr gut sitzen**; setzen Sie sich zum Spielen gemeinsam auf den Boden. Regen Sie es an, sich an Möbeln hochzuziehen, und **halten** Sie **es in aufrechter Stellung.**

# 17 Tunnelspaß

Dieses Spiel fördert **Krabbeln** und **Wagemut**. Die ersten Male ist Ihr Baby vielleicht ein bisschen aufgeregt, aber bald wird es voller Freude durch selbst gebaute Tunnel navigieren, vor allem, wenn Sie es am Ausgang erwarten und ihm einen dicken Kuss geben!

**Fertigkeiten,** die Ihr Baby bei diesen Spielen übt:

- *Krabbeln* • *Mobilität* • *Neugierde*
- *Wagemut* • *Entschlossenheit*
- *Vorstellung von »unter« und »durch«*

## Den Tunnel bauen

Im Spielwarengeschäft gibt es Kriechtunnel zu kaufen; doch ein kurzer, selbst gebauter Tunnel ist völlig ausreichend. Legen Sie einfach ein Laken über zwei mit der Lehne gegenüber stehende Stühle oder verwenden Sie große Pappschachteln, die Sie vorn und hinten aufschneiden. Achten Sie unbedingt darauf, dass Ihr Baby leicht herausfindet.

### *Zwei in einem Tunnel*

Legen Sie sich bäuchlings neben Ihr Baby. Kriechen Sie etwa bis zur Mitte des Tunnels, dann drehen Sie sich um und laden es ein, zu Ihnen zu kommen. Drängen Sie es aber nicht. Wenn es kommt, geben Sie ihm einen dicken Kuss.

### *Versteckter Schatz*

Legen Sie ein paar Spielsachen in den Tunnel und lassen Sie Ihr Baby hinkrabbeln. Gehen Sie zum Ausgang und rufen Sie es.

### *Ganz hindurch*

Setzen Sie Ihr Baby an den Eingang des Tunnels und gehen Sie dann an den Ausgang. Ermutigen Sie es, hindurchzukrabbeln.

### *Mama ist der Tunnel*

Es geht auch ganz einfach: Gehen Sie auf alle viere und schon ist Ihr Körper in einen Tunnel verwandelt! Lassen Sie Ihr Baby unter Ihnen durchkrabbeln – oder zwischen Ihren Armen und Beinen.

# (18) Rosinenspur

Dieses Spiel sporntzum **Krabbeln** an und ist für Ihr Baby attraktiv, weil jeder Schritt eine süße (gesunde!) Belohnung bringt. Und es leitet Ihr Baby an, mit dem **Zeigefinger zu zeigen** und danach den **feinen Pinzettengriff** einzusetzen, um einen kleinen Gegenstand, z.B. eine Rosine, aufzuheben.

**Fertigkeiten,**
die Ihr Baby bei diesen Spielen übt:
*• Zeigen • Pinzettengriff • Augen-Hand-Kontrolle • Handkontrolle • Genaues Beobachten • Wiedererkennen • Konzentration • Beharrlich suchen*

*8–9 Monate*

## *Knabbereien für kleine Finger*

Legen Sie viele kleine Nahrungsmittel, z.B. Rosinen, gekochte Erbsen oder Maiskörner, auf das Tablett des Hochstuhls. Breiten Sie sie etwa 2 cm voneinander entfernt aus, damit Ihr Baby sie einzeln wahrnehmen kann. Zeigen Sie auf jedes Nahrungsmittel und benennen Sie es. Es kann sie noch nicht einzeln aufnehmen, aber es wird versuchen, sie mit der Faust zu fassen und in den Mund zu schieben.

## *Ich will es haben!*

Sobald Ihr Baby sicher frei sitzen und sich drehen kann, können Sie es auf eine Decke auf den Boden setzen. Verteilen Sie um es herum Rosinen – ein paar genau hinter ihm –, damit es sich drehen muss, um sie zu erreichen. Legen Sie einige Rosinen außerhalb seiner Reichweite.

*9–12 Monate*

## *Snack gefällig?*

Als Nächstes legen Sie die Rosinen in etwa 40 cm Abstand in einer geraden Strecke auf dem Boden aus. Ermutigen Sie Ihr Baby, sich hinzuschieben.

## *Rosinen-Ralley*

Sobald es sicher krabbeln kann, legen Sie eine gewundene Rosinenspur aus, der es folgen soll. Krabbeln Sie mit ihm um die Wette. Das macht ihm Spaß, vor allem wenn es jede Rosine knapp vor Ihnen erwischt!

# 9 bis 10 Monate

Ihr zehn Monate altes Baby ist voller Begeisterung bei all seinen Aktivitäten bei der Sache. In diesem Monat wird es

- nachts vielleicht durchschlafen,
- selber essen wollen,
- ein angenehmer Gefährte sein.

## »Mama, Dada!«

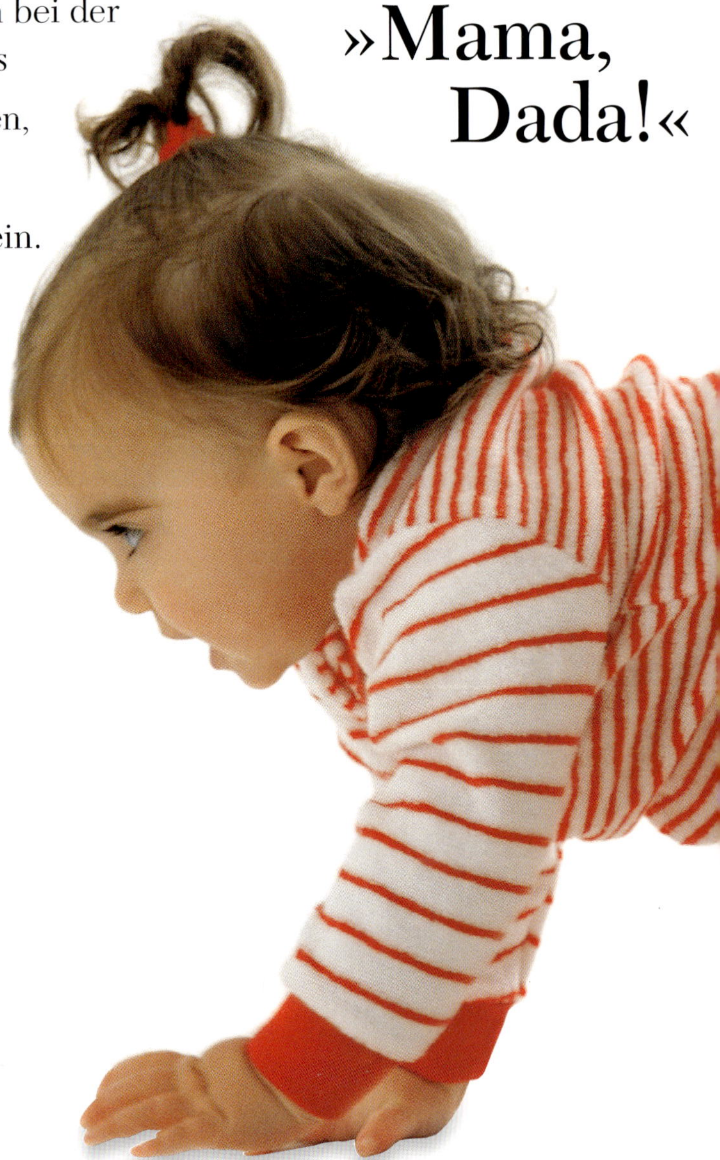

### *Sozialverhalten*

Ihr Baby will von den Aktivitäten der Familie nicht ausgeschlossen werden und es

- beteiligt sich gern an allen **sozialen Ritualen** – Begrüßungen, Verabschiedungen, Mahlzeiten;
- sitzt bei den Mahlzeiten **gern** am Tisch **dabei** und versucht, sich in die Unterhaltung einzumischen;
- trommelt mit einem Löffel, um **Ihre Aufmerksamkeit** zu **erregen**, oder stülpt seinen Teller auf den Kopf, um im Mittelpunkt zu stehen; es lernt aber auch, wie man sich bei Tisch benimmt, indem es Ihrem Beispiel folgt;
- ist stolz darauf, **selber essen** zu können, während Sie auch essen.

# Und weg ist es! Wenn es auf Entdeckungsreise geht, ist es nicht mehr zu bremsen. Seine ungemeine Neugierde treibt es vorwärts und hinauf …

## Bewegen

Ihr Baby ist wirklich mobil und es
- kann sich selbst problemlos **zum Stehen hochziehen**;
- **krabbelt** oder **rutscht** auf dem Po und schiebt sich mit den Händen vorwärts; sein Bauch berührt beim Krabbeln vielleicht noch ein wenig den Boden;
- überspringt die Krabbel- oder Rutschphase vielleicht ganz; egal, wie es sich bewegt, **mobil** ist es **mit Sicherheit** und begibt sich aus dem Sitzen auf Hände und Knie;
- liebt seine **motorischen Fähigkeiten** – es rollt sich immer wieder vornüber, setzt sich hin, zieht sich hoch und setzt sich wieder hin;
- beherrscht den Übergang vom Stehen zum Sitzen schon fast, ohne vornüber zu kippen.

Es lernt nun, seinen Körper im **Gleichgewicht zu halten**, weil es
- seinen Oberkörper drehen kann und versucht, sich umzudrehen;
- sich aus der Bauchlage hinsetzen und wieder auf den Bauch legen kann;
- im Sitzen sein Gleichgewicht ausbalanciert.

## Sprechen

Es versteht, dass Sprache mehr ist als nur ein Lautmuster. Diese neue Fähigkeit beweist es dadurch, dass es
- die genaue Bedeutung einiger Wörter **versteht**, auch wenn es sie noch nicht sagen kann;
- das Wort »**Mama**« bald nach »dada« **bildet** und es häufiger sagt, wenn die Mutter anwesend ist;
- vielleicht beginnt, den **Anfang mancher Wörter** zu bilden, wie »Ba« für »Ball« – betonen Sie die »ll« am Ende des Worts besonders, damit es sie gut hören kann;
- am Ende dieses Monats **vielleicht ein Wort** mit Bedeutung sagt; doch keine Sorge, wenn es dies nicht tut, es ist jetzt wichtiger, dass es die Bedeutung einfach versteht.

# *Geist*

Ihr Baby zeigt gern, was es schon alles versteht. Es
- ist mit **Routineabläufen vertraut** und liebt sie;
- hebt seinen Fuß hoch, wenn Sie seinen Strumpf in der Hand haben;
- **winkt** zum Abschied, wenn Sie es darum bitten;
- geht liebevoll mit seinen Kuscheltieren um, es **tätschelt** sie, wenn Sie es ermutigen;
- **erinnert** sich genau an die Abläufe und Rhythmen bekannter Lieder und Spiele;
- liebt Spielzeuge, **die Geräusche erzeugen** – es untersucht sie genau und schaut, was das Geräusch verursacht;
- zupft an Ihrer Kleidung, um **Aufmerksamkeit** zu **erregen**.

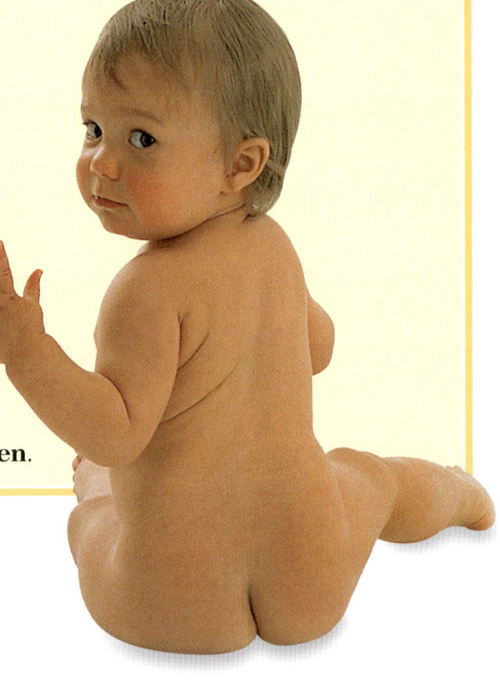

# »Wo ist Papa?«

### Im Auto unterwegs

*Allmählich werden Sie feststellen, dass Sie Ihr Kind auf langen Autofahrten bei Laune halten müssen. Befestigen Sie ein Tablett am Kindersitz und geben Sie ihm eine Tasche mit vielen interessanten, ungefährlichen Sachen, die es entdecken kann, z. B. Quietschtiere, Bauklötze und Pappbilderbücher. Spielen Sie Kassetten vor und zeigen Sie auf interessante Dinge draußen.*

## Hände

Ihr Baby setzt seine Hände nun geschickt ein;
- es beherrscht den feinen Pinzettengriff mit Zeigefinger und Daumen **perfekt**;
- es verfügt über eine exzellente **Augen-Hand-Koordination** und kann daher einen kleinen Gegenstand aufheben (achten Sie sorgsam darauf, was herumliegt);
- es liebt Spiele, bei denen man etwas **fallen lässt** und wieder **aufhebt**, denn es kann jetzt willentlich loslassen – endlos wird es Spielsachen vom Hochstuhl fallen lassen und ihren Fall beobachten; es weiß genau, wo sie sind, auch wenn sie außer Sichtweite rollen; es wird nach Ihnen rufen und auf die Dinge zeigen, damit Sie sie aufheben;
- es **kramt** gern in Taschen und Schachteln und räumt Sachen immer wieder ein und aus.

# Die goldene Stunde

Alle Fertigkeiten ergänzen sich allmählich – **intellektuelle Fähigkeiten** ermöglichen dem Baby, Sprache zu verstehen und sich sozial zu verhalten. Es bewegt sich schon recht frei und die Augen-Hand-Koordination ist so geübt, dass es **kleine Gegenstände** beim Bücken **aufheben** kann.

## »Stellen Sie einfache Fragen!«

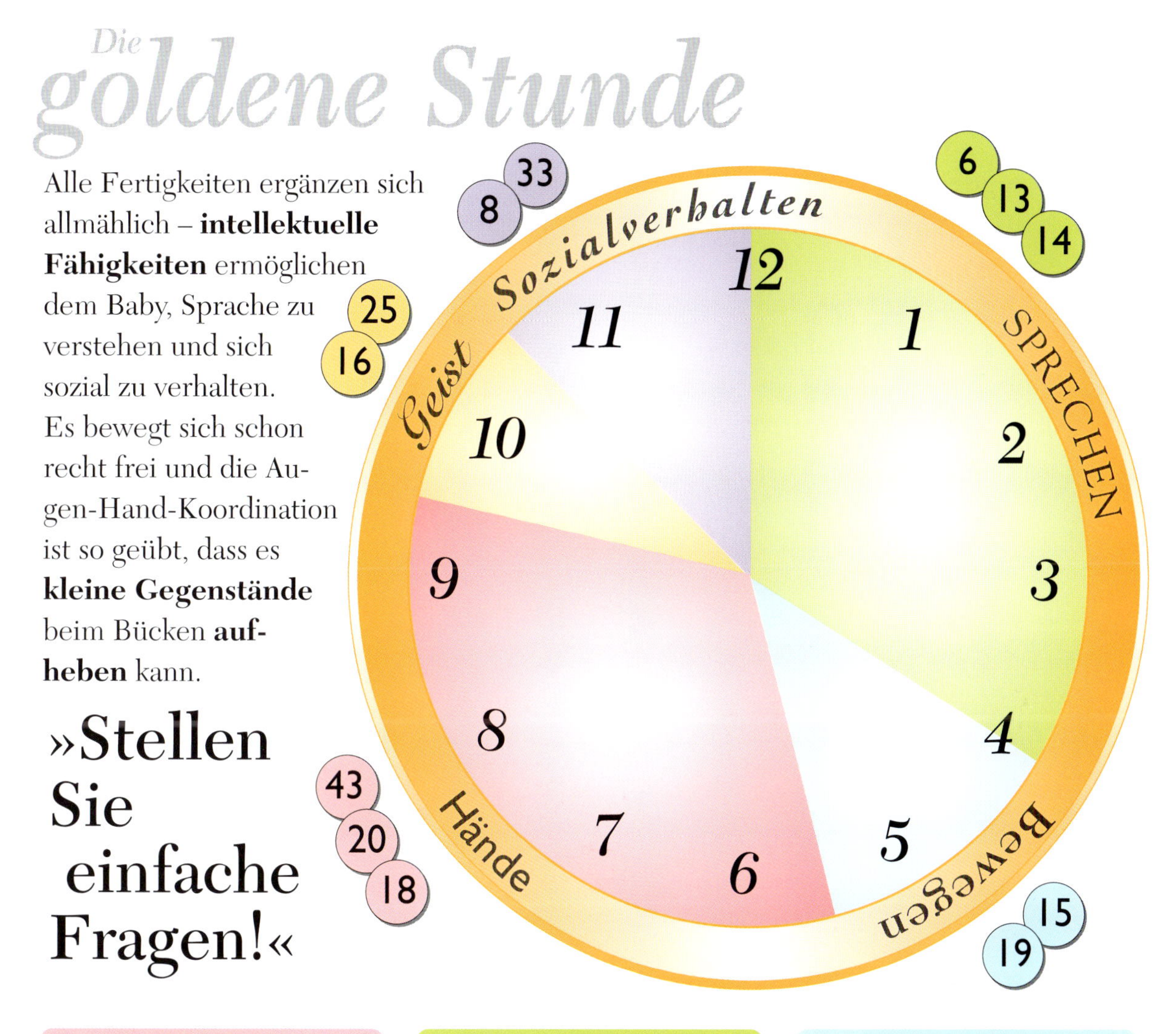


## Hände

Die feinste Bewegung, die es jemals lernt – der **Pinzettengriff** mit Zeigefinger und Daumen –, wird in diesem Monat perfektioniert; legen Sie ihm kleine, ungefährliche Dinge zum Aufheben auf das Tablett seines Hochstuhls. Es verfügt über ausreichende **Handkontrolle**, um Dinge loszulassen und sorgfältig abzulegen, und freut sich über einen Schatzkorb.
Spielmaterial: **Korb, Bauklötze**

## SPRECHEN

Es **plappert in einem fort**, also plappern Sie mit ihm. Stellen Sie ihm viele einfache Fragen und sagen Sie Kinderreime auf, um sein **Wortverständnis** zu verbessern. Wiederholen Sie seine Worte, wie »dada« oder »wauwau« für Hund, aber mit der richtigen Bedeutung – sagen Sie: »Ja, da ist ein Wauwau, ein Hund.«
Spielmaterial: **Bücher**

## Bewegen

Es kann so **gut krabbeln**, dass Sie bald erschöpft sind, wenn Sie es ihm gleichtun wollen! Bauen Sie Kriechtunnel auf und spielen Sie »Krabbelfangen« auf dem Wohnzimmerboden oder draußen im Gras.

# 19 Hindernislauf

Diese Spiele **bauen Vertrauen** auf und leiten Ihr Baby an, **Gleichgewicht** und **Beweglichkeit** als Vorbereitung auf das **Stehen** und **Gehen** zu trainieren. Um sich geschickt auf allen vieren bewegen zu können und sich so hinzusetzen, dass es ohne Hilfe aufstehen kann, muss es seinen Körper mit Armen und Beinen manövrieren. Verblüfft werden Sie feststellen, welche Möglichkeiten Ihr Baby entdeckt, um Hindernisse zu überwinden oder zu umgehen.

**SICHERHEITSHINWEIS**
Achten Sie darauf, dass Hindernisse weich sind, nicht umkippen können und nicht zu hoch sind. Bleiben Sie bei Ihrem Baby.

**Fertigkeiten,**
die Ihr Baby bei diesen Spielen übt:
• *Mobilität* • *Vertrauen* • *Koordination* • *Gleichgewicht* • *Kraft* • *Krabbeln* • *Stehen* • *Gehen* • *Entdeckungsfreude*

## *Kissenberge*

Legen Sie auf dem Boden Kissen in einer Reihe aus; setzen Sie sich ans Ende dieser Strecke. Rufen Sie seinen Namen und strecken Sie Ihre Arme aus. Voller Freude wird es zu Ihnen kommen, dabei aber im Zickzack um die Kissen krabbeln. Zeigen Sie ihm beim nächsten Mal, wie es über die Kissen klettern kann.

## *Drauf und drüber*

Bauen Sie aus Kissen und Möbelstücken eine Hindernisbahn, legen Sie einige Kissen auf den Boden und andere aufs Sofa, damit Ihr Baby angesport wird, auch hinauf und herunter zu klettern.

## *Auf den Beinen*

Setzen Sie sich aufs Sofa und ermuntern Sie Ihr Baby, sich am Sofa festzuhalten und zum Stehen hochzuziehen. Dann loben Sie es: »Fabian kann stehen! Kann Fabian auch zu Papa kommen? Du bist toll!« Sobald es sicher steht und sich an Möbeln festhält, verändern Sie Ihren Standort und rufen es zu sich.

**Fertigkeiten,**
die Ihr Baby bei diesen Spielen übt:
• *Berührungssinn* • *Augen-Hand-Koordination* • *Handgeschicklichkeit* • *Neugierde* • *Experimentierfreude* • *Konzept von „voll" und „leer"* • *Konstruktion* • *Kreativität* • *Vorstellungskraft*

# 20 In der Sandkiste

Sand ist für Ihr Baby etwas Wundervolles. Sand kann **eingefüllt** und kann wieder **ausgeschüttet** werden. Wenn er feucht ist, kann Ihr Baby daraus **Kuchen oder Burgen bauen**, sie wieder einwerfen und aufs Neue bauen. Sand hat gegenüber Wasser den Vorteil, dass Ihr Baby beim Spielen nicht nass wird, und verschütteter Sand kann problemlos wieder zusammengekehrt werden. Wenn Sie Ihr Baby mit Sand vertraut machen, **beschreiben und demonstrieren Sie ihm all seine Eigenschaften**.

## *Eimerweise Spaß*

Befeuchten Sie den Sand und formen Sie mit Hilfe von Backförmchen oder Eimer eine Reihe Sandkuchen. Zählen Sie die Kuchen. Wenn Sie Förmchen verwenden, beschreiben Sie die verschiedene Größe der Kuchen. Dann darf Ihr Baby sie kaputtmachen – es wird sie voller Begeisterung mit Fäusten und Handflächen flach hauen. Bauen Sie sie wieder auf und lassen Sie Ihr Baby dabei helfen.

## *Landschaft aus Sand*

Mit Sand kann man alle möglichen Dinge erschaffen. Gestalten Sie aus Sand und Spielsachen eine Landschaft, z.B. einen Garten. Sie können Spielzeugfiguren und -tiere hineinstellen, ein Haus aus Bauklötzen bauen und die Landschaft mit Steinen, Zweigen, Blättern und Blumen dekorieren.

**SICHERHEITSHINWEIS**
Verwenden Sie speziellen Spielsand aus dem Gartencenter. Ihr Baby darf keinen Sand in den Mund nehmen. Decken Sie die Sandkiste sorgfältig ab, damit der Sand nicht durch Katzenkot verschmutzt wird. Wenn Ihr Baby Sand in die Augen bekommt, darf es nicht reiben. Spülen Sie die Augen sehr vorsichtig mit kaltem Wasser aus.

# 10 bis 11 Monate

Die körperliche und intellektuelle Entwicklung kann in diesem Stadium individuell sehr unterschiedlich verlaufen und dennoch völlig normal sein. Sie werden möglicherweise einen großen Unterschied im Entwicklungsstand Ihres Babys und dem eines gleichaltrigen Babys feststellen. Auf jeden Fall

- kann Ihr Baby vermutlich noch nicht laufen, übt aber erste Schritte, indem es ein Bein hebt, wenn Sie es an der Hand halten;
- sieht es immer mehr wie ein Kind und weniger wie ein Baby aus;
- wächst es sehr schnell.

## Sprechen

Auch wenn es vermutlich noch keine verständlichen Wörter sagt, können Sie beobachten, wie sein Sprachverständnis stetig wächst; es

- versucht **»richtige« Wörter** zu sagen, z.B. Hund oder Ball;
- **zeigt** auf einem Bild auf die Ente, wenn Sie fragen: »Wo ist die Ente?«;
- ahmt das **Quaken** nach, wenn Sie fragen: »Wie macht die Ente?«;
- **nickt oder schüttelt den Kopf** auf einfache Fragen, wie: »Willst du etwas trinken?«, oder »Willst du noch etwas zu essen?«, um »Ja« oder »Nein« auszudrücken.

## Geist

Sein Verständnis von Begriffen und die Fähigkeit, Dinge wieder zu erkennen, schärfen sich, sodass es

- in einem Buch auf bekannte Dinge **zeigt**, die es mag;
- **versteht**, dass die Katze und die kleinen Kätzchen in seinem Bilderbuch, seine Stoffkatze und Omas Katze trotz ihrer Unterschiede allesamt Katzen sind;
- **gern Spiele macht**, bei denen Gegensätze eine Rolle spielen – heiß/kalt, hart/weich, rund/eckig, groß/klein – besonders, wenn Sie sie schauspielerisch darstellen;
- einiges **über Ursache und Wirkung lernt** – es lässt den Bauklotz fallen und Sie heben ihn auf, es schlägt die Trommel und erzeugt damit ein Geräusch, es schüttelt die Rassel und klingelt mit einem Glöckchen;
- **gerne** Dinge in einen Behälter füllt und wieder herausnimmt oder in der Badewanne Gefäße mit Wasser füllt und es wieder ausgießt.

# Es steht nun vermutlich auf seinen Beinen und hangelt sich umher. Bis zum ersten freien Schritt dauert es aber noch eine Weile.

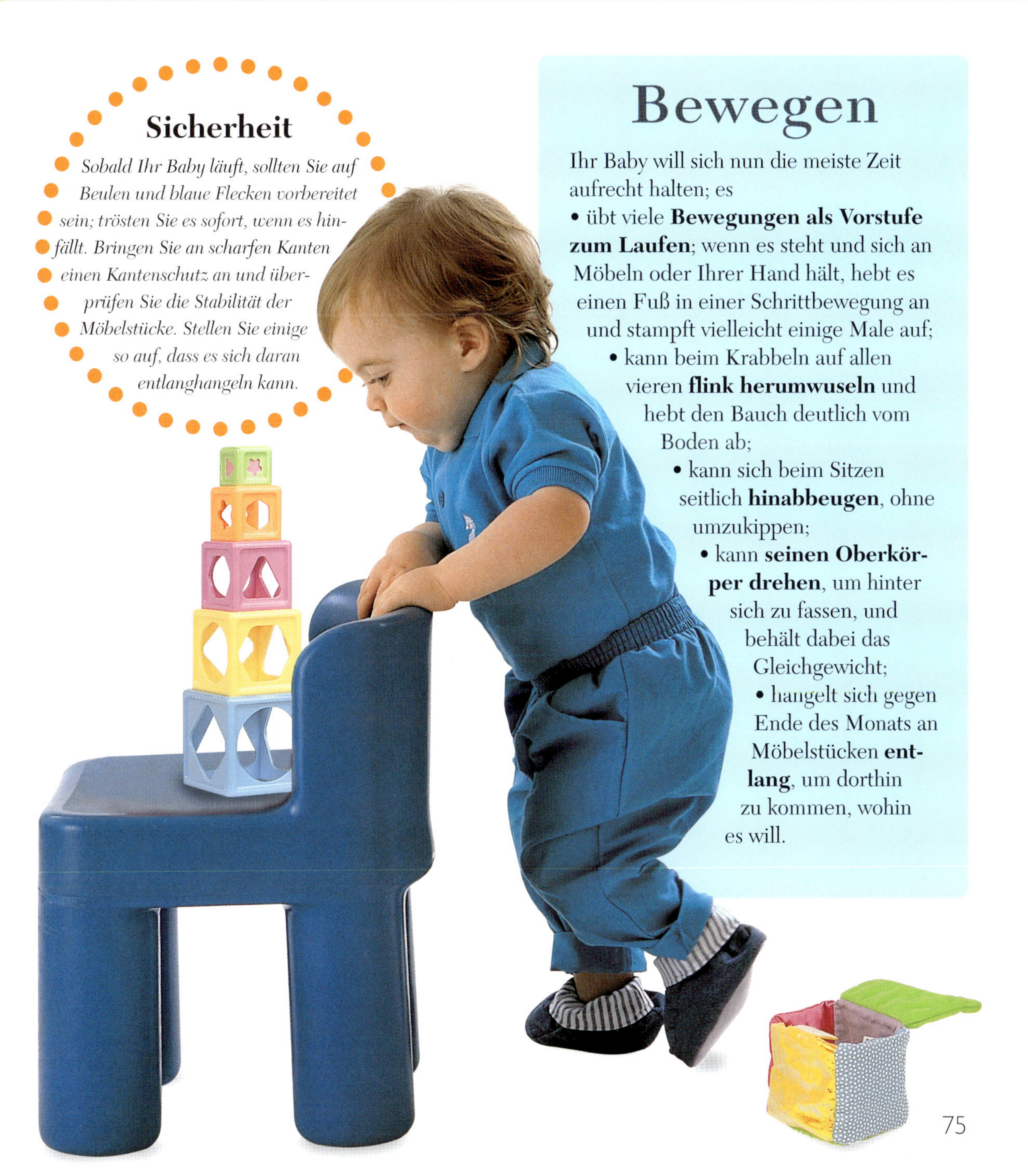

### Sicherheit

*Sobald Ihr Baby läuft, sollten Sie auf Beulen und blaue Flecken vorbereitet sein; trösten Sie es sofort, wenn es hinfällt. Bringen Sie an scharfen Kanten einen Kantenschutz an und überprüfen Sie die Stabilität der Möbelstücke. Stellen Sie einige so auf, dass es sich daran entlanghangeln kann.*

## Bewegen

Ihr Baby will sich nun die meiste Zeit aufrecht halten; es

- übt viele **Bewegungen als Vorstufe zum Laufen**; wenn es steht und sich an Möbeln oder Ihrer Hand hält, hebt es einen Fuß in einer Schrittbewegung an und stampft vielleicht einige Male auf;
- kann beim Krabbeln auf allen vieren **flink herumwuseln** und hebt den Bauch deutlich vom Boden ab;
- kann sich beim Sitzen seitlich **hinabbeugen**, ohne umzukippen;
- kann **seinen Oberkörper drehen**, um hinter sich zu fassen, und behält dabei das Gleichgewicht;
- hangelt sich gegen Ende des Monats an Möbelstücken **entlang**, um dorthin zu kommen, wohin es will.

## Baby-schwimmen

*Ihr Baby ist nun sehr aktiv und muss ständig Energie abbauen; das ist schwierig, wenn zu Hause wenig Platz ist oder man bei schlechtem Wetter drin bleiben muss. Schwimmen ist eine hervorragende Aktivität – Babys lieben es meist sehr, wenn sie langsam daran gewöhnt werden. In vielen Bädern gibt es spezielle Badezeiten für Eltern, Babys und Kleinkinder; genießen Sie das gemeinsame Planschen.*

## Hände

Die Bewegungen seiner Hände und Finger sind jetzt wirklich geübt und sehr genau. Es
- kann ein Pappbilderbuch **umblättern**;
- wird einen Bauklotz in Ihre Hand legen, wenn Sie es darum bitten; am Ende des Monats kann es ihn in Ihrer Hand **loslassen** – trainieren Sie dieses **Geben und Nehmen** durch Spiele – »Gib Mami ein Stückchen Brot.« – »Danke.« – »Jetzt bekommst du ein Stück von Mamas Apfel.«;
- **rollt** Ihnen einen **Ball** genau zu, wenn Sie es darum bitten; dabei setzt es die Hände geschickt ein, um ihn zielgerichtet zu stoßen;
- beginnt, Klötze in passende Öffnungen zu stecken.

## *Sozialverhalten*

Es ist sehr hilfsbereit und will Ihnen bei allen Ihren Tätigkeiten zur Hand gehen. Zum Beispiel
- **imitiert** es Ihre Hausarbeit – wenn Sie ihm ein Tuch geben, versucht es, sein Tablett am Hochstuhl abzuwischen;
- versucht es, **beim Anziehen mitzuhelfen**, oder gibt Ihnen beim Wickeln eine Windel;
- macht es Sie nach, wenn Sie etwas trinken, sich die Haare kämmen und die Zähne putzen;
- **macht es Dinge gern gemeinsam** – Bücher anschauen, einkaufen, im Bett liegen oder im Garten spielen …;
- **spielt es zufrieden** mit anderen Babys, wenn man sie zusammen auf den Boden setzt.

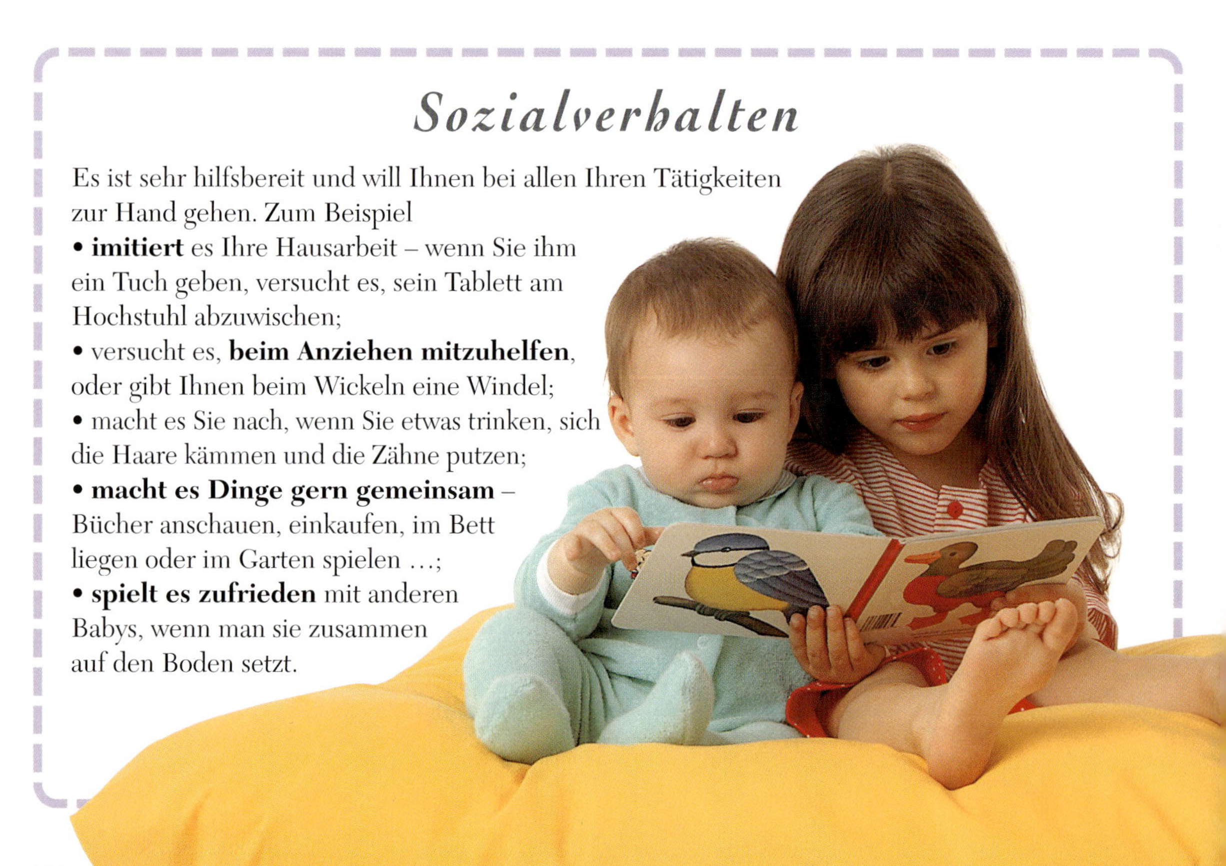

# Die goldene Stunde

Ihr Baby versteht immer mehr von dem, was Sie sagen und was in seiner Umgebung vor sich geht, auch wenn es selbst nur über wenige Wörter verfügt. Indem es Ihr Handeln imitiert, zeigt es Ihnen, dass es an allem, was Sie tun, **beteiligt werden will**; orientieren Sie sich daher bei den Spielen an diesem Bedürfnis des gemeinschaftlichen Tuns.

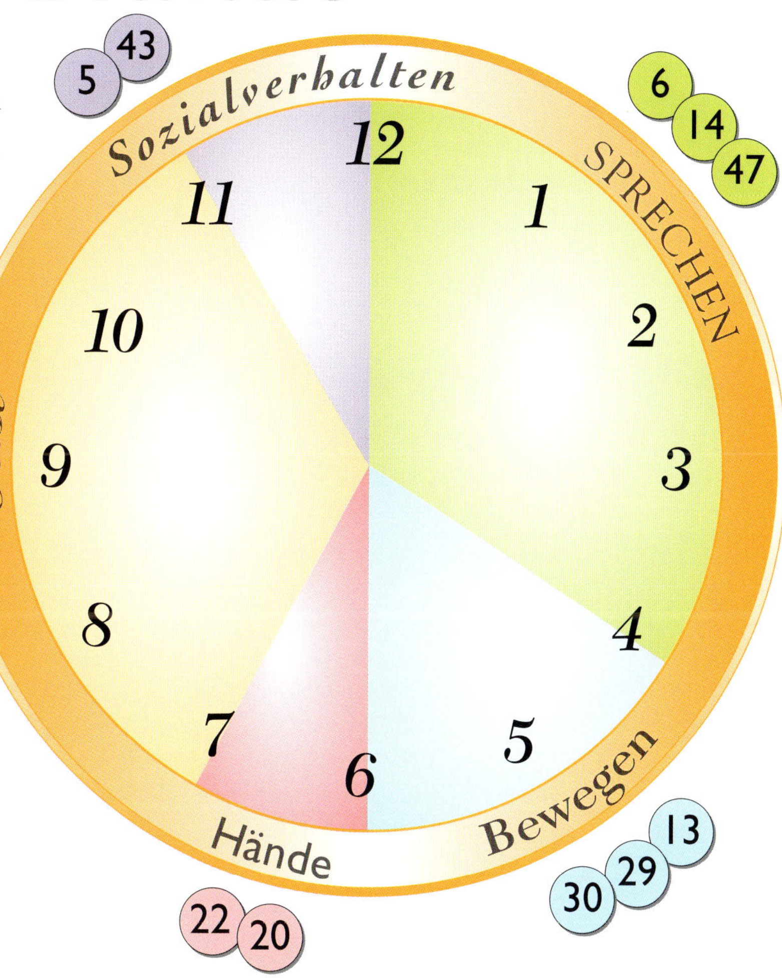


## »Lesen Sie ihm vor!«

### SPRECHEN

Es kann **nicken und den Kopf schütteln**; stellen Sie ihm daher Fragen, wenn Sie Alltagstätigkeiten nachgehen, und regen Sie es an, mit Gesten zu antworten. Nicken und schütteln Sie Ihren Kopf ebenfalls, damit es Sie imitieren kann. Es kann einfache Geschichten verstehen; **erzählen** Sie **ihm** daher **Geschichten** mit Handlungen, die leicht zu verstehen sind.

### Geist

Es verfügt über bestimmte konzeptionelle Vorstellungen, z.B. über **Gegensätze** und den Zusammenhang von **Ursache und Wirkung**. Wasser und Sandspiele lehren es die Vorstellung von Rauminhalten sowie von festen und flüssigen Stoffen. Es kann Buchseiten umblättern. Spielmaterial: **Bücher**

### Bewegen

Es zieht sich nun selbst zum Stehen hoch und **hangelt sich** an Möbelstücken entlang; unterstützen Sie dieses Bemühen mit einem »Schatzpfad«, den sie aufbauen, oder einem Hindernislauf oder halten Sie es an den Händen, um es **zum Laufen zu animieren**. Seien Sie wagemutig!

# 21 Zuordnen und Sortieren

Gleiches und Unterschiedliches zu **sortieren** ist selbst für einen Erwachsenen oft eine schwierige Aufgabe. Paare und Gruppen **zuzuordnen** ist nicht ganz einfach. Doch ein Baby erwirbt diese Fertigkeit im ersten Lebensjahr. Sie ist die **Basis des Nachdenkens, der Fähigkeit, Entscheidungen zu treffen**, und ein wesentlicher Schritt zum **Lesenlernen.**

**Fertigkeiten,**

die Ihr Baby bei diesen Spielen übt:

• *Zuordnen* • *Unterschiede erkennen* • *Beobachtung* • *Muster wieder erkennen* • *Konzentration*

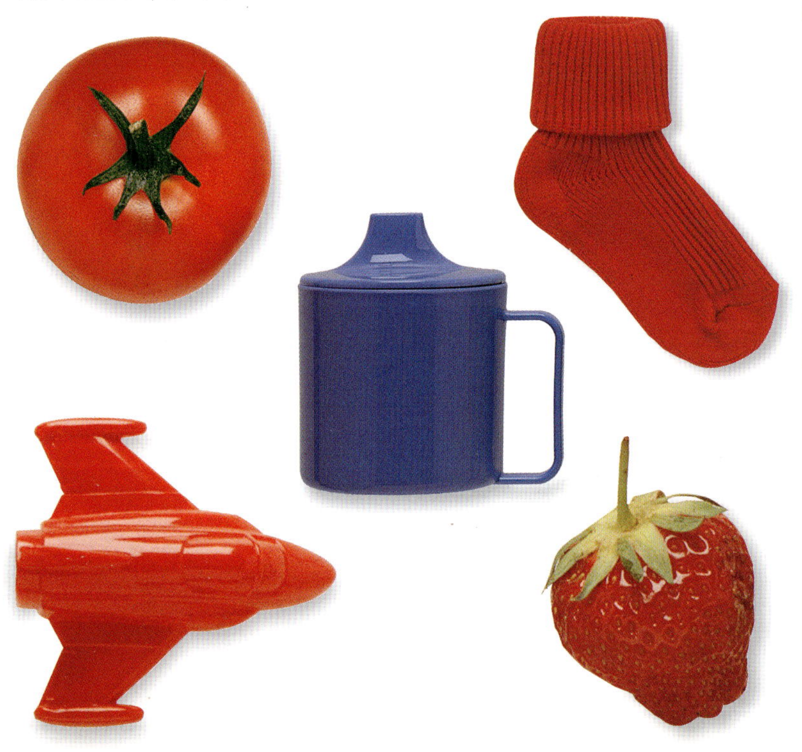

### *Tiergruppen*

Betrachten Sie ein Buch mit großen, deutlichen Abbildungen von Tieren. Erklären Sie, dass Kühe, Pferde und Hunde jeweils vier Beine haben, Vögel dagegen zwei, oder dass Vierfüßler ein Fell haben und Vögel Federn.

### *Das ist gleich*

Betonen Sie die Ähnlichkeiten zwischen Dingen des alltäglichen Gebrauchs: »Deine Tasse und dein Löffel sind rot.« »Dieser Apfel und diese Orange sind beide rund.«

### *Formen*

Das Baby kann bestimmte Unterschiede bei Formen erkennen. Schneiden Sie verschiedene Formen aus – Dreiecke, Vierecke, Kreise – und lassen Sie Ihr Baby Paare bilden.

### *Sortierbox*

Eine Sortierbox mit verschieden geformten Löchern ist ein empfehlenswertes Spielzeug; es fördert die Fertigkeit Ihres Babys, Formen zuzuordnen, und die manuelle Geschicklichkeit.

# (22) Hammerwerkstatt

Nägel einschlagen erfordert viele Fertigkeiten, die Ihr Baby ab dem achten Monat erwirbt. Ein Baby muss den ganzen Körper einsetzen, um etwas zu klopfen; ein Erwachsener dagegen verfügt über viel **feinere Bewegungen**, um z.B. eine Schraube mit den Fingern einzudrehen. Um solche feine Bewegungen zu beherrschen, muss zunächst der Einsatz von Schultern, Arm, Handgelenk und Hand geschult werden. Das Hämmern ist daher ein **Sprungbrett** zu **ausgefeilten Handbewegungen** aller Art.

**Fertigkeiten,**
die Ihr Baby bei diesen Spielen übt:
*• Greifen • Augen-Hand-Koordination • Zielgerichtetes Handeln • Kraft • Koordination von Schultern, Arm und Hand • Räumliches Handeln • Kreativität*

## *Hand auf Hand*

Legen Sie Ihre Hand flach auf den Tisch oder Boden. Legen Sie die Handfläche Ihres Babys darauf, dann Ihre andere Hand auf seine. Es wird seine freie Hand auf Ihre Hand legen – nun ziehen Sie Ihre untere Hand heraus und legen Sie auf seine obere. Nach einiger Zeit versteht es das Prinzip.

## *Hammerbrett*

Sobald Ihr Baby fest greifen kann, lohnt sich der Kauf eines Holzhammers und Hammerbretts für Kleinkinder. Zeigen Sie Ihrem Baby, wie man die »Nägel« in die Löcher klopft. Dann ist es selbst an der Reihe.

## *Rhythmus*

Klopfen Sie Rhythmen auf das Tablett des Hochstuhls oder auf den Boden. Ermutigen Sie Ihr Baby, selbst zu klopfen.

## *Musik machen*

Geben Sie Ihrem Baby einen Trommelstab oder ein Tambourin zum Schlagen. Auch ein Xylofon macht ihm Spaß.

# 11 bis 12 Monate

Wenn sich der erste Geburtstag Ihres Babys nähert, können Sie auf die verblüffenden Fortschritte, die es in allen Bereichen gemacht hat, zurückblicken. Vor einigen Monaten wog es ein paar Pfund, war hilflos und schwach und jetzt

- kann es aufstehen und macht vielleicht ein paar Schritte;
- isst es selber;
- versteht es Sie und versucht selbst zu sprechen;
- macht es gern Späße und Spiele.

# Sie haben erlebt, wie sich Ihr winziges Neugeborenes zu einem lebhaften, geselligen einjährigen Kind entwickelt hat. Gut gemacht!

## Eins nach dem anderen

*In diesem Stadium reifen viele Fertigkeiten gleichzeitig; es sollte Sie aber nicht überraschen, wenn Ihr Baby in einem Bereich vorprescht und in einem anderen scheinbar auf der Stelle tritt. Wenn es all seine Energie aufs Laufenlernen verwendet, hat es wenig Zeit, sich aufs Sprechen und Lernen neuer Wörter zu konzentrieren – und andersherum.*

## Geist

Zwischen dem elften und zwölften Monat passiert eine ganze Menge. Nun

- kann Ihr Baby sich **schnell bewegende Gegenstände** mit den Augen **verfolgen**;
- kann es die Größe von Gegenständen aus einiger Entfernung einschätzen;
- nutzt es sein **Gedächtnis** und seine Erfahrung, um überlegt auf Dinge und Vorgänge zu reagieren;
- setzt es einfache Formen des **Fantasiespiels** ein, es tut z.B. so, als würde es aus einer Tasse trinken;
- **hört** es kurze Geschichten bis zum Ende an;
- ist es ganz **begeistert** von Büchern;
- **experimentiert** es mit Ursache-Wirkung.

## Sozialverhalten

Es weiß um die Bedeutung seiner Zuneigung und schenkt sie ganz bewusst – oder nicht. Zum Beispiel

- gibt es auf Bitten ein **Küsschen** – aber nur, wenn es ihm danach ist;
- **zeigt** es **viele Gefühle**, vor allem **Zuneigung**, und streichelt den Hund, küsst Mama oder umarmt Papa;
- – fremdelt es bei Unbekannten, **liebt** aber **familiäre Zusammenkünfte** und Ausflüge mit dem Auto oder im Buggy;
- ist es **gern unter Menschen** und vor allem mit anderen Kindern zusammen; es bleibt aber bei Ihnen, bis es sich sicher genug fühlt, um zu den anderen zu gehen – und schaut immer wieder, ob Sie noch da sind; es weint vielleicht, wenn Sie unerwartet das Zimmer verlassen.

# Hände

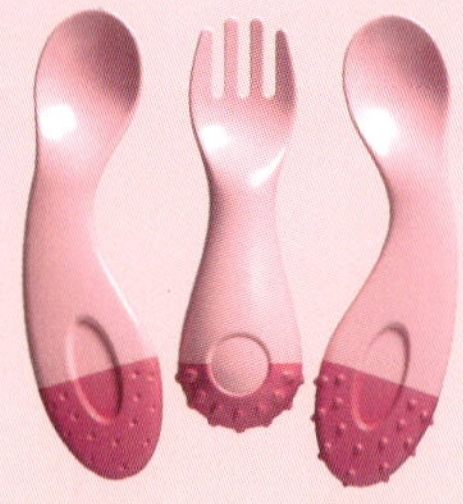

Die Handgelenksknochen sind gewachsen und die Hände dadurch beweglicher. Es
- kann viel besser vom Löffel essen; es befördert die Speisen genau in den Mund, weil es die **Hand drehen** und den Löffel zwischen die Lippen schieben kann;
- steckt nicht mehr alles, was es aufhebt, in den Mund – jetzt ist es wichtiger auszuprobieren, wie sich ein Gegenstand in der Hand anfühlt;
- kann ziemlich gut **werfen**;
- kann zwei Bauklötze in einer Hand halten;
- kann einen Turm aus zwei Klötzen **bauen**; dank der besseren Augen-Hand-Koordination und Ausdauer gelingt es, einen genau auf den anderen zu setzen;
- hält einen Bleistift und versucht vielleicht zu **kritzeln**, wenn Sie es ihm zeigen.

# Bewegen

Vielleicht läuft Ihr Baby schon kurz nach seinem ersten Geburtstag, vielleicht aber auch erst mit 18 Monaten. Vielleicht
- entwickelt es jetzt eine neue Form des Krabbelns und läuft wie ein Bär auf Händen und Füßen mit gestreckten Beinen – **ein weiterer Schritt hin zum Gehen**;
- **steht** es jetzt eine Minute allein, wenn Sie seine Hand loslassen;
- macht es einen **schwankenden Schritt** und kommt auf Sie zu, wenn Sie seinen Namen rufen und es ermutigen, das Möbelstück loszulassen – **mit Schwung überwindet** es eine Lücke, wenn Sie Möbelstücke ein wenig weiter auseinander stellen; dabei gewinnt es Selbstsicherheit, um sich das Gehen zuzutrauen;
- läuft es an einer Hand und **schiebt** es ein Babyfahrzeug ein paar Schritte weit.

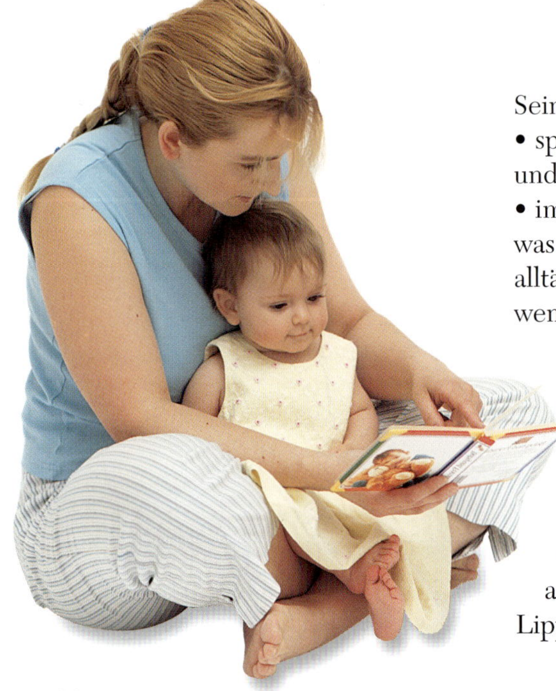

# Sprechen

Sein Sprachverständnis wächst explosionsartig. Es
- spricht **zwei oder drei Wörter** mit richtiger Bedeutung und ahmt **Tierlaute** nach;
- imitiert die **familiäre Sprechweise** – es plappert nach, was Sie zu anderen Menschen sagen und versucht die alltäglichen Kommentare zu kopieren, die Sie machen, wenn Sie in seinem Beisein Dinge erledigen – Sie hören ausschweifende »Ausführungen« und erkennen dabei gelegentlich ein »richtiges« Wort;
- weiß, wann man »Ja« und »Nein« sagt und zeigt dies durch Nicken und Kopfschütteln;
- **versteht** einfache Fragen, wie »Wo ist dein Schuh?« oder »Wo ist dein Buch?«;
- sabbert kaum mehr – ein Zeichen dafür, dass es ausreichende **Kontrolle** über Zunge, Mund und Lippen **besitzt**, um **sprechen zu können**.

# Die goldene Stunde

Nun haben Sie schon fast ein Kleinkind. Die großen Meilensteine **Laufen** und **Sprechen** sind erlangt oder werden in Kürze erreicht. Diese zentralen Fortschritte erfordern so viel Energie, dass andere Fähigkeiten in den Hintergrund treten.

**»Helfen Sie ihm, Freundschaften zu schließen!«**

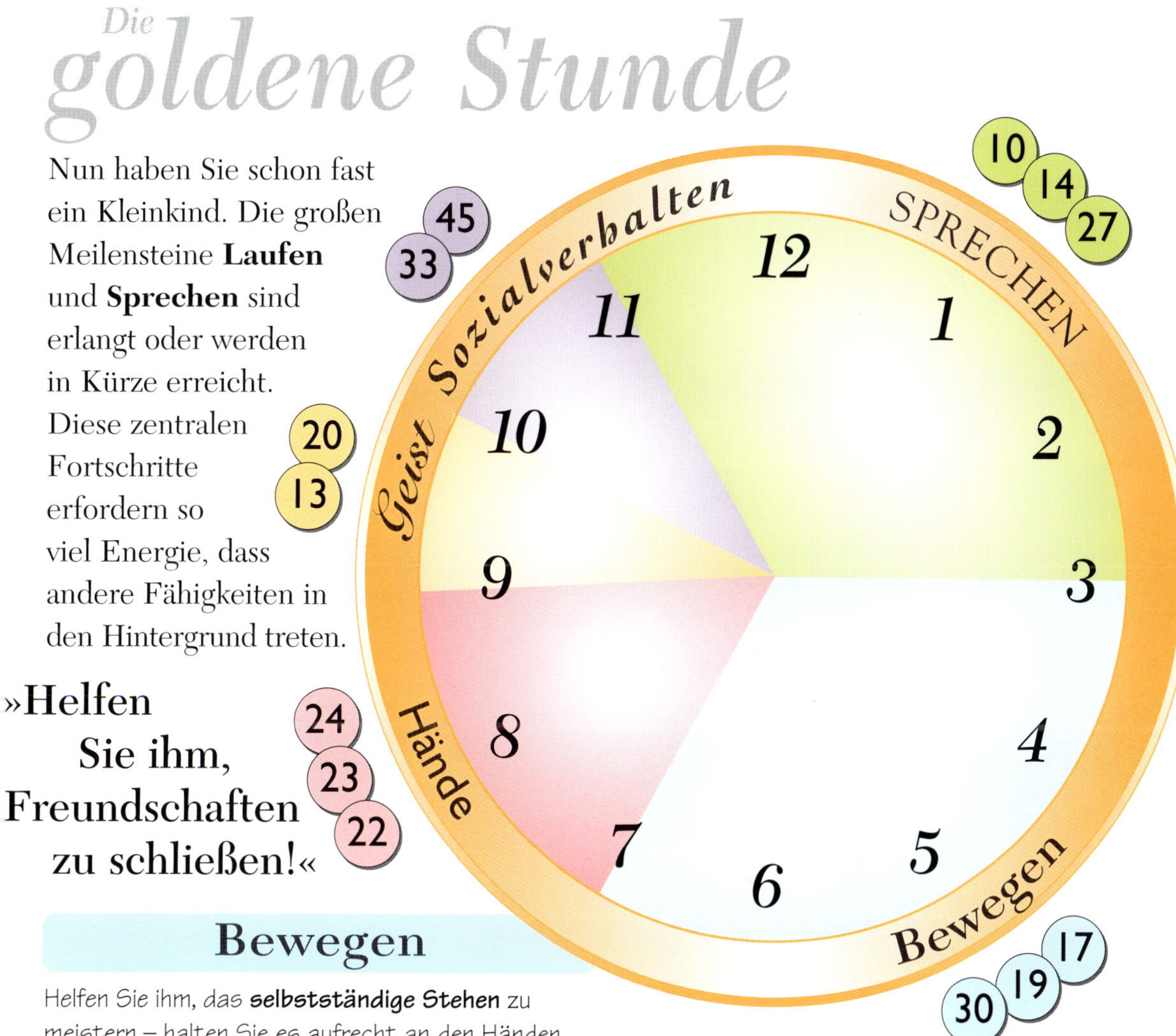


## Bewegen

Helfen Sie ihm, das **selbstständige Stehen** zu meistern – halten Sie es aufrecht an den Händen und lassen dann los – bleiben Sie neben Ihrem Kind stehen, um es auffangen zu können! Lassen Sie es ein stabiles Babyfahrzeug schieben und an einer Hand gehen. Schieben Sie die Möbel, an denen es sich entlanghangelt, ein wenig auseinander.

## SPRECHEN

Greifen Sie die **ersten Wörter**, die es richtig verwendet, auf; bauen **Sie sie in Geschichten ein**, sprechen Sie Kinderreime, machen Ruf- und Antwortspiele und Klatschspiele; machen Sie Musik und spielen Kasperltheater.
Spielmaterial: **Buch, Kasperlpuppen, Kassette**

## Hände

Die **Augen-Hand-Koordination** ist nun so gut, dass Ihr Kind **selber essen will**. Geben Sie ihm die Möglichkeit und loben Sie es, wenn es gelingt. Ignorieren Sie die Kleckerei!

## Sozialverhalten

Es **liebt Babys** im gleichen Alter; laden Sie daher kleine Freunde **zum Spielen** ein und treten Sie einer Krabbelgruppe bei.

# 23 Küchenmusik

Dieses Spiel kommt dem natürlichen Drang des Babys entgegen, auf etwas einzuschlagen, sowie seiner Liebe zu **rhythmischen Geräuschen**. Man kann alle möglichen Gerätschaften, die in der Küche vorhanden sind, verwenden – Kochlöffel aus Holz oder zwei Topfdeckel zum Zusammenschlagen. Ihr Baby lernt, hohe und tiefe Töne zu **unterscheiden**, wenn es verschiedene Materialien aneinander schlägt, und übt, **beide Hände** gleichzeitig zu verwenden.

**Fertigkeiten,**

die Ihr Baby bei diesen Spielen übt:

• *Greifen* • *Handkontrolle* • *Kraft* • *Kreativität* • *Zuhören*

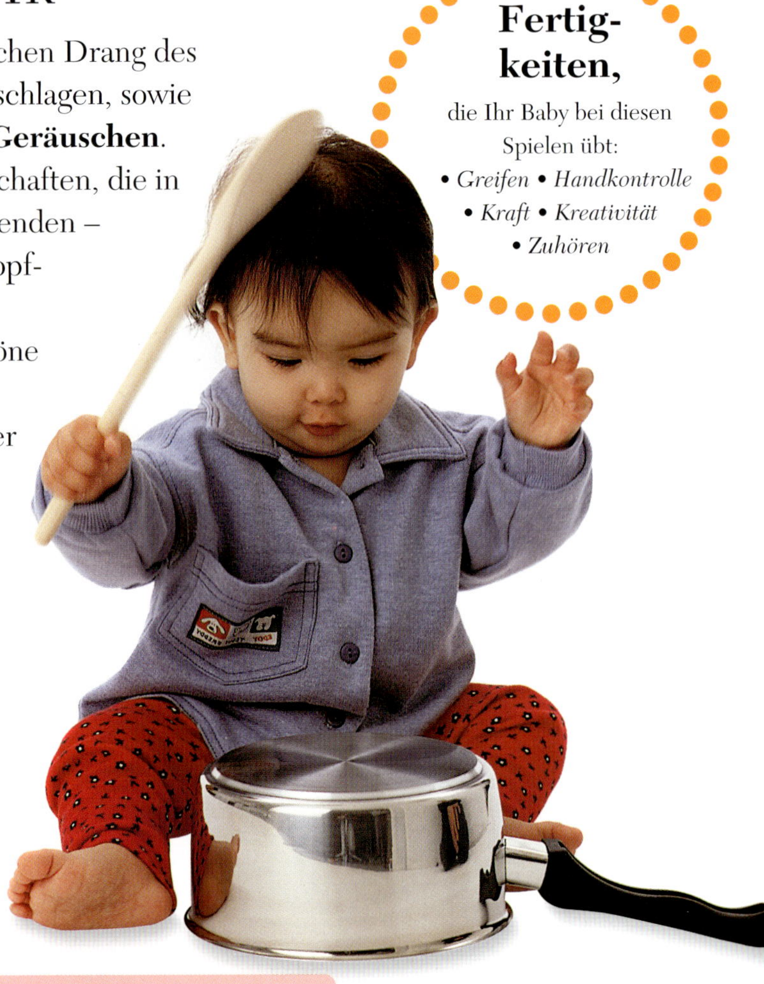

## *Töpfe und Pfannen*

Stellen Sie verschiedene ungefährliche Küchengeräte – Pfanne, Topf, Geschirr, Holzschale, Plastikschüssel, Keksdosen – umgedreht vor Ihr Baby. Geben Sie ihm einen Kochlöffel aus Holz und zeigen ihm, wie man darauf trommelt. Beschreiben Sie das Trommeln und führen Sie die ersten Male seine Hände.

## *Zimbelnklang*

Geben Sie ihm zwei ganz leichte Topfdeckel. Schlagen Sie sie gemeinsam an wie Zimbeln.

## *Trommelstöcke*

Stellen Sie eine große Plastikschüssel umgedreht vor Ihr Baby und klopfen Sie mit verschiedenen Dingen, z.B. Kochlöffel, Esslöffel, Spülbürste oder Schneebesen, darauf. Beschreiben Sie die verschiedenen Geräusche.

## *Großes Finale*

Stellen Sie umgedrehte Töpfe und andere Utensilien wie oben beschrieben auf; trommeln Sie dieses Mal in einem bestimmten Rhythmus. Spielen Sie gemeinsam.

# (24) Farbenzauber

Sobald Ihr Baby seine Hände geschickt gebrauchen kann, lassen Sie es **kreativ** sein und machen es mit Farben und **Fingermalen** vertraut. Es wird voller Begeisterung panschen und mit der Farbe **experimentieren**. Später zeigen Sie ihm **Drucktechniken;** wenn es noch **geschickter** geworden ist, zeigen Sie ihm, wie man einen **Pinsel** benutzt.

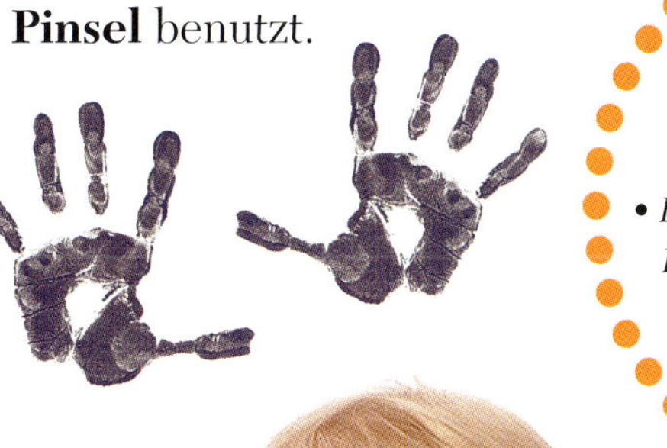

**Fertigkeiten,**

die Ihr Baby bei diesen Spielen übt:

• *Handkontrolle* • *Augen-Hand-Koordination* • *Ursache und Wirkung* • *Experimentierfreude* • *Farbvorstellung* • *Fantasie*

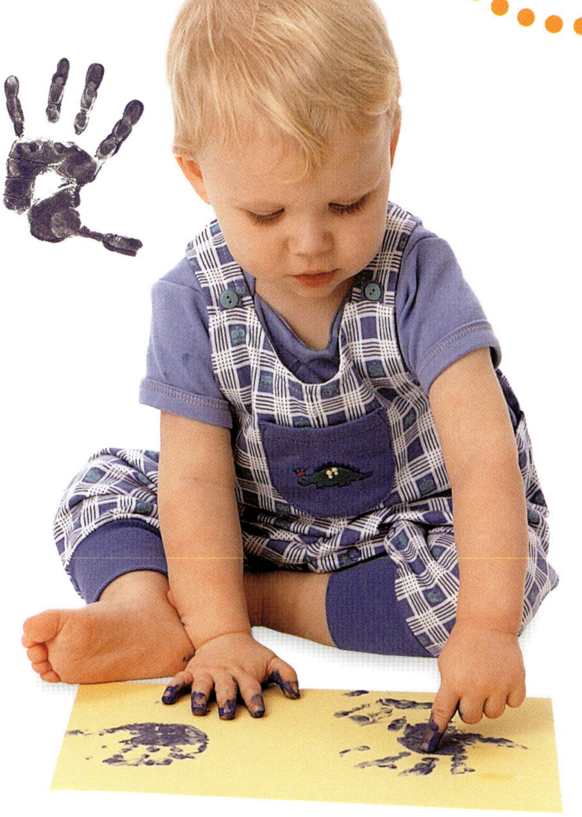

## *Farben ausprobieren*

Setzen Sie Ihr Baby in den Hochstuhl. Schützen Sie seine Kleidung, krempeln Sie die Ärmel hoch und legen Sie Zeitungen unter den Stuhl. Gießen Sie ein wenig ungiftige Fingerfarbe auf das Tablett des Hochstuhls. Zeigen Sie ihm, wie man mit den Fingern »malt«. Es wird das Prinzip schnell begreifen und mit beiden Händen voller Begeisterung »werkeln«.

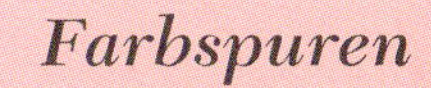

## *Farbspuren*

Wie das Spiel oben, aber gießen Sie mehrere Farben auf das Tablett und zwar jede Farbe in eine Ecke. Kann es mit den Fingern Farbspuren herstellen, die ineinander übergehen? Vielleicht endet alles auch als große Kleckserei – das macht Spaß!

## *Kostbare Drucke*

Wenn die Hände voller Farbe sind (was unvermeidlich ist), zeigen Sie ihm, wie es die Handflächen auf ein großes Stück Papier pressen kann (behalten Sie einen Druck als Erinnerung). Mit etwa zwölf Monaten kann es selbst erste Drucke anfertigen, z.B. mit halbierten, in Formen geschnittenen Kartoffeln, kleinen Schwämmen oder Stofflappen.

# ㉕ Babymusik

Untersuchungen zeigen, dass Kinder **klassische Musik lieben** – sie stimuliert die Bereiche des Gehirns, die für mathematisches und logisches Denken zuständig sind, und fördert **Konzentration** und **Sprachentwicklung**. Empfehlenswert ist Musik mit regelmäßigem Rhythmus und klassischen Harmonien, vorzugsweise Streichinstrumente.

**Fertigkeiten,**

die Ihr Baby bei diesen Spielen übt:

*• Zuhören • Rhythmusgefühl • Augen und Kopf zu einer Geräuschquelle drehen • Sprechen • Mit Gefühlen umgehen • Konzentration • Später: logisches Denken*

## *Im Rhythmus*

Halten Sie Ihr Baby sicher auf Ihrem Unterarm und Ihrer Hand; Ihr Gesicht hat eine Entfernung von 20–25 cm zum Gesichtsfeld des Babys; wippen Sie Ihr Baby im Rhythmus der Musik auf und nieder.

## *Zeit zum Entspannen*

Spielen Sie Ihrem Baby täglich zur selben Zeit Musik vor. Stellen Sie sicher, dass das Baby satt und seine Windel trocken ist. Legen Sie sich hin und nehmen Sie das Baby auf Ihre Brust. Streicheln Sie den Rücken des Babys sanft im Rhythmus der Musik.

## *Geräusche lokalisieren*

Legen Sie Ihr Baby in sein Bettchen; stellen Sie einen Kassettenrekorder auf eine Seite des Zimmers. Nach einigen Minuten stellen Sie ihn auf die andere Seite des Zimmers.

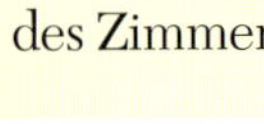

# 26 Lieder und Wiegenlieder

Babys mögen es sehr, wenn man ihnen vorsingt. Das wirkt **beruhigend**. Sie spüren dabei auch, dass sie im Zentrum der Aufmerksamkeit stehen; dies schenkt ihnen **Sicherheit** und ein Gefühl für ihre Bedeutung – ganz wichtig für das **Selbstwertgefühl**. Abends ist ein Lied der beste Garant für einen **guten Schlaf**. Als Schlaflied ist jedes Lied geeignet, das Sie langsam und leise singen – selbst der neueste Hit!

**Fertigkeiten,**

die Ihr Baby bei diesen Spielen übt:

- *Sprechen* • *Zuhören*
- *Auf Musik reagieren*
- *Gedächtnis*
- *Sozialverhalten*
- *Rhythmus*

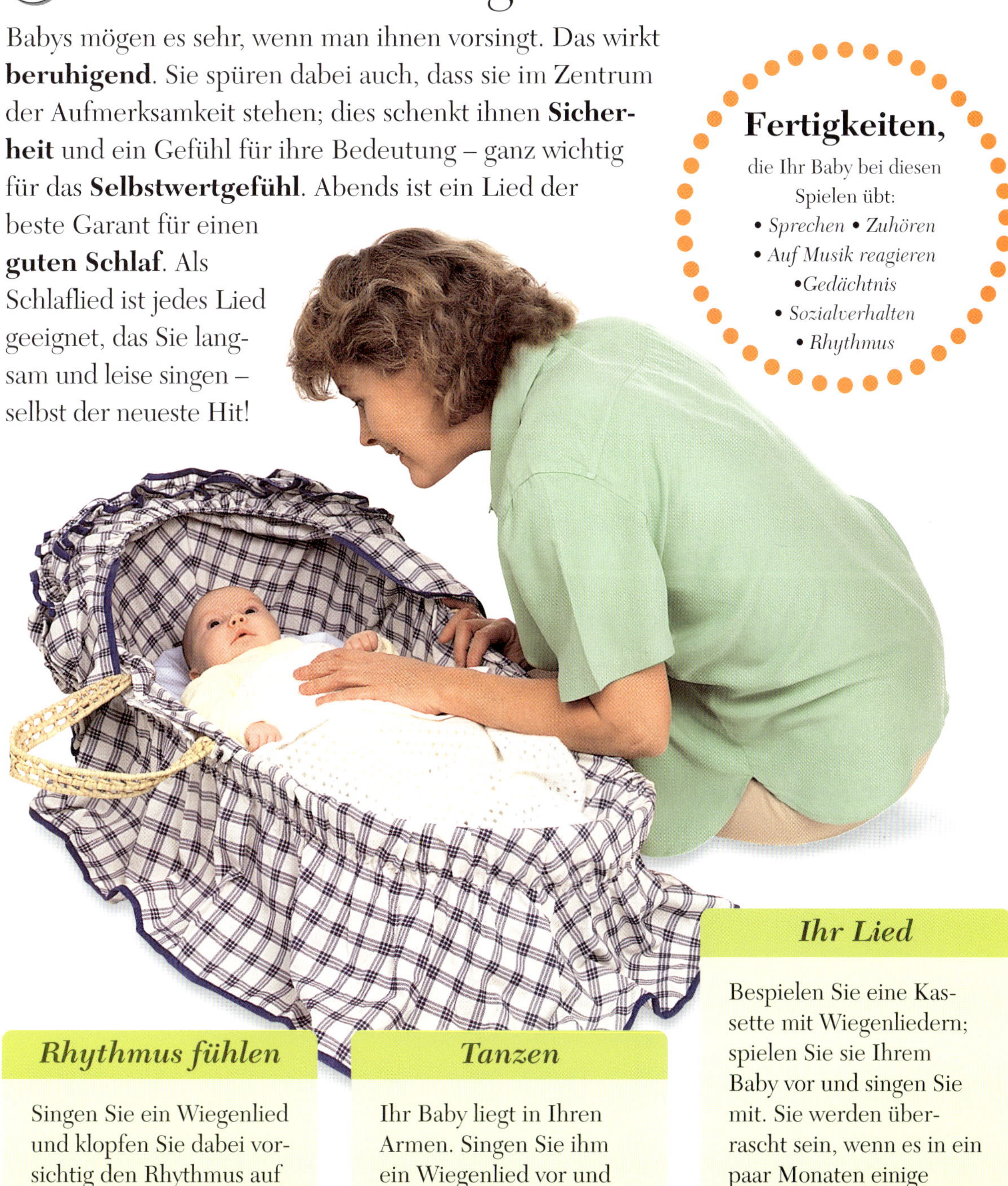

### Ihr Lied

Bespielen Sie eine Kassette mit Wiegenliedern; spielen Sie sie Ihrem Baby vor und singen Sie mit. Sie werden überrascht sein, wenn es in ein paar Monaten einige Lieder schon mitsingt!

### Rhythmus fühlen

Singen Sie ein Wiegenlied und klopfen Sie dabei vorsichtig den Rhythmus auf dem Rücken Ihres Babys.

### Tanzen

Ihr Baby liegt in Ihren Armen. Singen Sie ihm ein Wiegenlied vor und tanzen Sie durchs Zimmer.


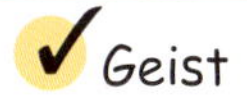

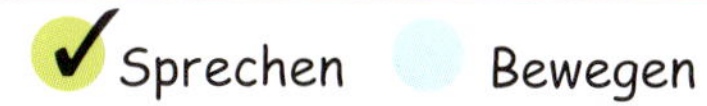

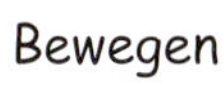

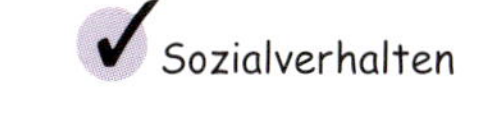

**Fertigkeiten,**
die Ihr Baby bei diesen Spielen übt:
- *Sprechen* • *Zuhören*
- *Auf Musik reagieren* • *Gedächtnis*
- *Sozialverhalten* • *Rhythmus*
- *Koordination*
- *Voraussicht*

# 27 Spielerische Kinderlieder

Kinderlieder unterstützen den Spracherwerb, da sie den Rhythmus der Sprache vermitteln und den **Lerneffekt** durch Wiederholungen **verstärken**. Singen Sie Ihrem Baby von Geburt an beim Füttern und Umhertragen Kinderlieder vor. Etwa ab dem dritten Lebensmonat erlernt es die **Handlungen**, die mit vielen Liedern verbunden sind, und später kann es sie **vorhersehen**.

**Lieder auswählen**
Schaffen Sie sich ein Repertoire an schönen Kinderliedern; singen Sie manche Lieder immer wieder vor. Ihre Lieblingslieder werden auch die Lieblingslieder Ihres Babys sein; es liebt die häufige Wiederholung.

### *Namensänderung*

Setzen Sie in einem Lied, das Ihr Baby kennt, seinen Namen ein, z.B. »Mäxchen, klein, ging allein ...«. Es ist mit Sicherheit begeistert.

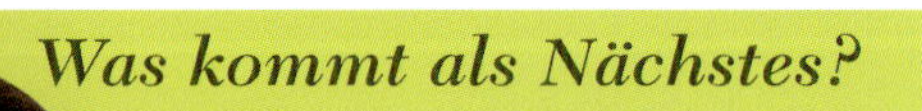

### *Was kommt als Nächstes?*

Kinderlieder fördern auch das Verständnis vom Aufbau einer Geschichte. Singen Sie ein Fingerspiel mit einer Melodie (z.B. »Wir öffnen jetzt das Taubenhaus«) und stellen Sie es mit deutlicher Gestik und Mimik dar. Wenn Ihr Baby die Geschichte kennt, machen Sie an einem entscheidenden Punkt der Geschichte eine Pause – kann es die nun folgende Gebärde einbringen? Sonst fahren Sie fort – es ist nur ein Spiel. »Was kommt als Nächstes?« – »Ja! Die Tauben fliegen hinaus.«

# 28 Schütteln und rasseln

Ihrem Baby gefällt es, viele **verschiedene Geräusche** zu hören – anfangs am liebsten in hohen Frequenzen. Quietschtiere sind daher besonders beliebt. Später ist alles geeignet! Besonderen Spaß macht es ihm bald, selbst Geräusche zu erzeugen. Die Rassel bringt ihm ein höchst intellektuelles Konzept nahe – **Ursache und Wirkung**: »Wenn ich die Rassel schüttle, **lasse ich** ein Geräusch ertönen.«

**Fertigkeiten,**

die Ihr Baby bei diesen Spielen übt:

• *Handkontrolle* • *Augen-Hand-Koordination* • *Greifen* • *Ursache und Wirkung* • *Hören*

*2–6 Monate*

## *Die Rassel schütteln*

Wählen Sie eine Rassel mit einem klaren Klang. Zeigen Sie Ihrem Baby, wie man sie schüttelt. Beschreiben Sie Ihr Tun. Klopfen Sie mit der Rassel vorsichtig in seine Hand, dann legen Sie seine Finger um die Rassel. Legen Sie Ihre Hand über seine und schwenken Sie die Rassel gemeinsam. Bald kann es die Rassel selbst halten und schütteln.

*6–10 Monate*

## *Sitzen und quietschen*

Legen Sie ein Quietschtier auf einen Stuhl oder den Boden. Zeigen Sie Ihrem Baby, wie Sie sich darauf setzen, um es zum Quietschen zu bringen: »Huch, ist die Mami ungeschickt!« Lachen Sie gemeinsam mit Ihrem Baby. Setzen Sie auch Ihr Baby auf das Quietschtier.

## *Fest drücken*

Drücken Sie ein Quietschtier, bis es quietscht; drücken Sie nun gemeinsam mit Ihrem Baby das Quietschtier. Das Drücken ist schwierig und es dauert einige Zeit, bis Ihr Baby es beherrscht.

## *Geräusche lokalisieren*

Legen Sie ein weiches Quietschtier auf den Wickeltisch; legen Sie Ihr Baby vorsichtig darauf. Wenn es quietscht, fragen Sie Ihr Baby: »Woher kam das Geräusch?« Dann »entdecken« Sie das Quietschtier und quietschen nochmals.

# (29) Hände und Finger

**Fertigkeiten,**
die Ihr Baby bei diesen Spielen übt:
• *Fingerbewegungen* • *Handgeschicklichkeit* • *Koordination* • *Sozialverhalten* • *Humor* • *Gefühle* • *Nachahmung* • *Sprechen*

Die Babyspiele, die am meisten Spaß machen, sind beinahe immer mit **unbewusstem Lernen** verbunden. Jedes Spiel hat ein **lehrreiches Moment**; wichtig ist aber, dass der Spaß im Vordergrund steht und Sie klar erkennen, wann Ihr Baby genug hat. Beliebt sind Hand- und Fingerspiele, sobald Ihr Baby vom dritten Monat an **seine Hände und Finger einzusetzen weiß**.

### *Was die Finger alles können*

Der Daumen dreht sich rundherum,
der Zeigefinger biegt sich um,
der Mittelfinger macht's ihm nach,
der Ringfinger sagt: »Dass ich nicht lach!«
»Das kann ich auch«, sagt dieser Kleine,
nun steht er hier so ganz alleine,
mit einem Mal kopfunter beugt er sich auch herunter.

### *Pflaumen*

Das ist der Daumen, der schüttelt
die Pflaumen,
der hebt sie auf, der trägt sie nach Haus,
und der kleine Wutziwutzi isst sie alle auf!

### *Steigt ein Büblein...*

Steigt ein Büblein auf den Baum, ei, so
hoch, man sieht es kaum.
Hüpft von Ast zu Ästchen, bis zum
Vogelnestchen.
Ei, da lacht es,
hui, da kracht es,
plumps, da liegt es unten.

**3** bis **12** Monate 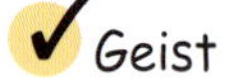 ✓ Geist ✓ Sprechen ✓ Bewegen 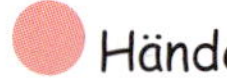 Hände ✓ Sozialverhalten

# (30) Reiterspiele

Ihr Baby liebt bestimmt das Ruckeln und Schütteln bei Reiterspielen. Sie schulen **Gleichgewichtsgefühl** und **Kraft**, bauen **Vertrauen** zwischen ihm und Ihnen auf und wecken seinen Abenteuergeist. Reiterspiele vermitteln auch ein erstes **Wissen** über Pferde, z.B. im Unterschied zu Hunden oder Katzen.

**Fertigkeiten,**
die Ihr Baby bei diesen Spielen übt:
• *Gleichgewicht* • *Koordination* • *Kraft* • *Kopfkontrolle* • *Vertrauen*

## So reiten die Damen

Sobald Ihr Baby beim Sitzen seinen Kopf halten kann, wird es dieses Spiel lieben. Setzen Sie es auf Ihre Knie:
So reiten die Damen,
Trit-trot, trit-trot, trit-trot
*(langsam abwechselnd das linke und das rechte Knie hochheben, sodass das Baby elegant reitet).*
So reiten die Herren,
Galopp, Galopp, Galopp
*(beide Knie gleichzeitig im Takt hochziehen).*
So reiten die Bauern,
Galump, Galump, Galump
*(Knie ganz schnell und so hoch wie möglich ziehen, sodass es »aus dem Sattel gehoben wird«).*

## Hoppe, hoppe Reiter

Hoppe, hoppe, Reiter,
wenn er fällt, dann schreit er.
Fällt er in den Graben,
fressen ihn die Raben.
Fällt er in den Sumpf,
macht der Reiter: Plumps!
*(Das Kind auf den Schoß setzen und auf den Knien reiten lassen. Am Ende wird das Kind nach hinten gekippt; dabei gut festhalten.)*

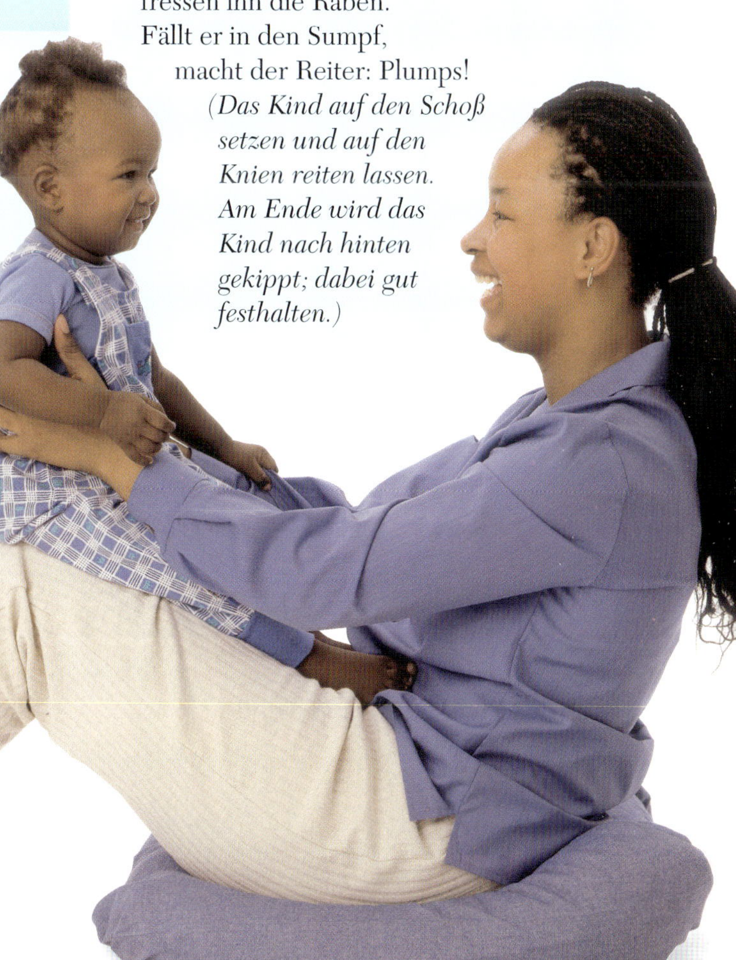

# 31 Spielarmband

Kleinen Babys mangelt es an Koordinationsvermögen; daher wirken ihre Bewegungen ziellos. Regen Sie Ihr Baby an, seine **Arme und Beine zu bewegen** und dabei **Kraft, Kontrolle** und **Zielbewusstheit** zu gewinnen, indem Sie ein Glöckchen um sein Handgelenk oder Knöchel binden. Es erkennt bald, dass es durch seine Bewegungen ein **Geräusch erzeugen** kann.

### *Spaß mit Ballons*

Befestigen Sie einen kleinen, mit Helium gefüllten Ballon mit einem Bändchen locker am Handgelenk Ihres Babys. Das Band muss so lang sein, dass der Ballon außer Reichweite ist. Bewegen Sie den Arm des Babys, damit es betrachten kann, wie der Ballon hüpft. Dann lassen Sie es allein probieren.

### Fertigkeiten

die Ihr Baby bei diesen Spielen übt:

- *Ursache und Wirkung*
- *Konzentration*
- *Sehen*
- *Hören*
- *Beweglichkeit*
- *Koordination*

### *Mit dem Glöckchen läuten*

Basteln oder kaufen Sie ein Fußkettchen mit leichten Glöckchen (aufgenäht auf ein Stoff- oder weiches Elastikband). Befestigen Sie das Bändchen um den Fußknöchel Ihres Babys. Zeigen Sie ihm, wie es bei jedem Strampeln die Glöckchen erklingen lassen kann. Machen Sie das mehrere Male und beschreiben Sie, was geschieht. Dann lassen Sie es einige Minuten ungestört liegen. Irgendwann wird es seine Beine unabsichtlich bewegen und merken, dass es die Glöckchen zum Klingen bringen kann.

**SICHERHEITSHINWEIS**

Lassen Sie Ihr Baby niemals mit einem Ballon alleine!

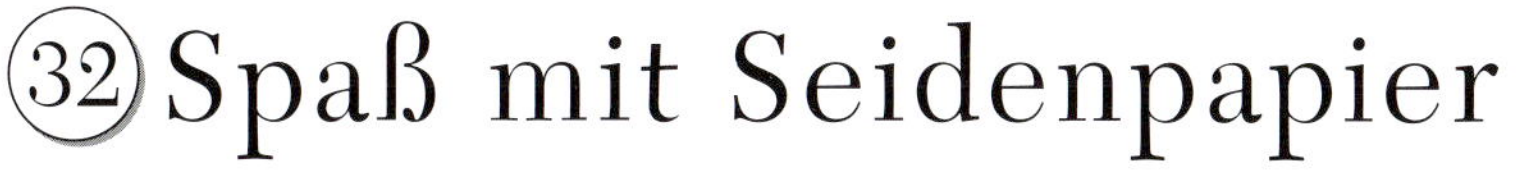

# 32 Spaß mit Seidenpapier

Alles, was leicht ist und sich gut zusammendrücken lässt, ist zum Spielen bestens geeignet. Dabei kann das Baby die Folgen seines Tuns **sehen**, **hören** und **fühlen**. Seidenpapier lässt sich problemlos zusammenknüllen, zerreißen und werfen (achten Sie darauf, dass Ihr Baby kein Papier in den Mund steckt!) und das Rascheln schult seinen **Hörsinn**. Beim Umgang mit Seidenpapier bekommt Ihr Baby eine Vorstellung von **absichtsvollem Tun** und übt seine Geschicklichkeit.

**Fertigkeiten,**

die Ihr Baby bei diesen Spielen übt:

- *Ursache und Wirkung*
- *Augen-Hand-Koordination*
- *Handkontrolle*
- *Hören*
- *Greifen*
- *Kräftigung der Beine*

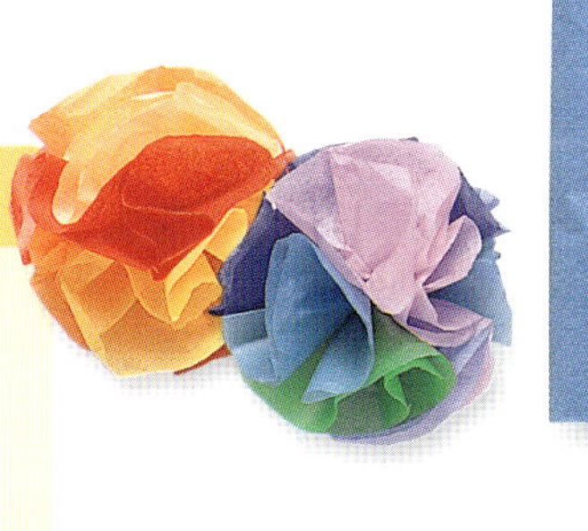

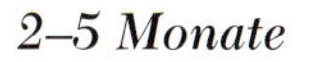

*2–5 Monate*

## *Zerknüllen*

Legen Sie mehrere Lagen zusammengeknülltes Seidenpapier an das Fußende des Bettchens, damit Ihr Baby es wegkicken und sich an dem Rascheln erfreuen kann.

## *Zeigen und erzählen*

Setzen Sie Ihr Baby in die Wippe und machen ihm vor, wie man Seidenpapier zerknüllt und damit raschelt. Erklären und demonstrieren Sie es. Beschreiben Sie das Geräusch, das das Seidenpapier erzeugt.

*5–9 Monate*

## *Seidenpapierbälle*

Legen Sie mehrere Stapel mit verschiedenfarbigem Papier auf den Boden. Zerknüllen, zerreißen und glätten Sie das Papier und beschreiben Sie, was Sie tun. Dann legen Sie einen großen Papierball in seine Hände und helfen ihm, ihn zusammenzudrücken.

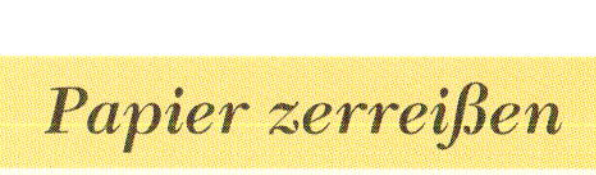

## *Papier zerreißen*

Reißen Sie einzelne Blätter in Streifen. Zeigen Sie Ihrem Baby, wie man ein Blatt zerreißt; dabei muss es beide Hände nehmen.

## 33 Puppenspiel

Schon mit acht Wochen, sobald es **fokussieren** und das Sehvermögen beider Augen koordinieren kann, liebt Ihr Baby **einfache Spiele** mit Puppenfiguren. **Handpuppen** und **Fingerpuppen** sind für kleine Babys empfehlenswert, weil sie weich und ungefährlich sind. **Stabpuppen** sind für ältere Babys geeignet, da sie stabil sind und das Baby gut mit ihnen hantieren kann. Fingerpuppen sind in Spielwarengeschäften erhältlich, können aber auch selbst hergestellt werden.

**Fertigkeiten,**

die Ihr Baby bei diesen Spielen übt:

- *Verständnis* • *Gedächtnis*
- *Neugierde* • *Beobachtung*
- *Konzentration* • *Vorstellungskraft*
- *Handgeschicklichkeit*
- *Gemeinsames Spiel*
- *Sprechen*

**SICHERHEITSHINWEIS:**
Achten Sie auf Kleinteile, die verschluckt werden könnten, wenn Ihr Baby sie in den Mund steckt. Achten Sie beim Kauf von Spielpuppen auf das CE-Zeichen.

### *Tierzauber*

Babys lieben Tiere; führen Sie eine liebenswerte Handpuppe, z.B. einen Hund oder eine Katze, als Spielfigur ein. Zeigen Sie Ihrem Baby die Puppe, imitieren Sie den entsprechenden Tierlaut und zeigen Sie Ihrem Baby das Bild eines Hundes oder einer Katze.

### *Lachspiele*

Mit der Handpuppe können Sie Kitzel- oder Guckguck-Spiele spielen.

### *Liederzeit*

Verwenden Sie Fingerpuppen, um einfache Kinderlieder oder Kinderreime darzustellen, z. B. »Da kommt ein Bär …« oder »Alle meine Entchen …«.

### *Stabpuppen*

Geben Sie Ihrem Baby Stabpuppen zum Spielen. Erfinden Sie Geschichten und spielen Sie sie mit den Puppen.

# 34 Einfache Puppen herstellen

Puppen sind schon für kleine Babys ein **vielseitiges** Spielzeug (siehe S. 94) und können aus alltäglichen Haushaltsgegenständen **einfach angefertigt** werden. Dazu müssen Sie keine großen Nähkünste besitzen; da sie aus Verbrauchsmaterialien hergestellt werden, müssen sie nicht dauerhaft haltbar sein.

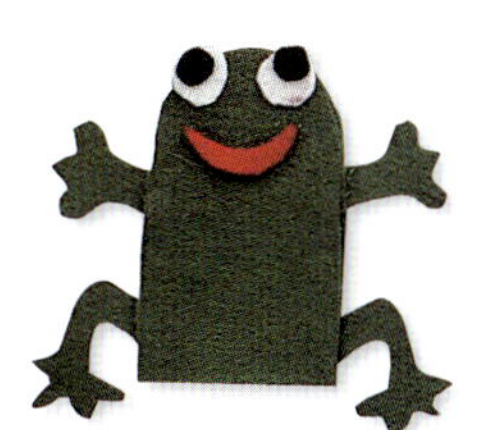

**Sie benötigen:**

*• Filz • Schere • Klebstoff • Stoffmalfarbe*

**SICHERHEITSHINWEIS:**
Nehmen Sie ungiftige Farben und Klebstoffe. Das Baby darf die Puppen nicht in den Mund nehmen.

## *Sockenpuppen*

Aus alten Socken können Sie fantasievolle Handpuppen herstellen. Sie müssen nicht einmal dekoriert oder ausgearbeitet werden – schieben Sie einfach Ihre Finger in die Zehen und bilden Sie mit dem Daumen den Unterkiefer des Mundes der Puppe. Ein einfaches Gesicht erhalten Sie, wenn Sie Knöpfe für Augen und Nase aufnähen.

## *Kochlöffel-Puppen*

Besorgen Sie sich einen sauberen Kochlöffel aus Holz und malen Sie mit ungiftigen Farben ein lustiges Gesicht oder ein Tier darauf.

## *Fingerpuppen*

Ganz einfache Fingerpuppen erhält man, wenn man die Finger von alten Handschuhen abschneidet, umsäumt und passend gestaltet. Etwas mehr Aufwand erfordert folgende Herstellungsweise:

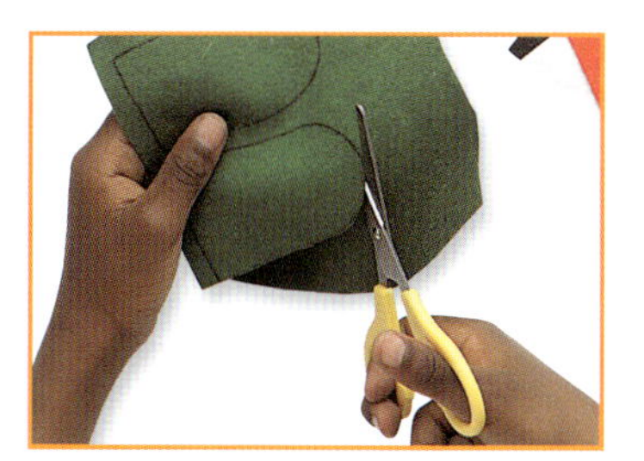

1 Bestimmen Sie die gewünschte Größe der Fingerpuppe und schneiden Sie entsprechend zwei Teile aus buntem Filz oder anderem festen Stoff aus.

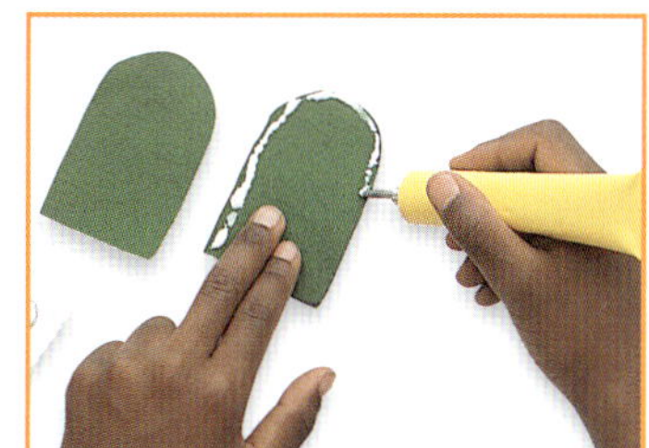

2 Ziehen Sie eine feine Linie Klebstoff um den Rand eines Teils, das untere Ende bleibt frei. Die Teile fest aufeinander pressen und trocknen lassen.

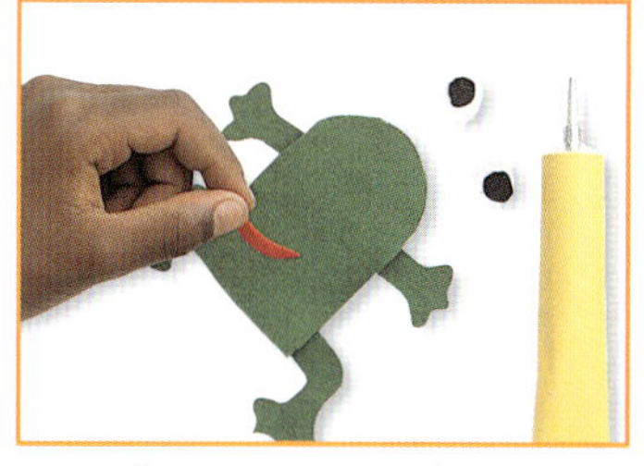

3 Kleben oder malen Sie Details (Augen, Nase, Mund) auf. Sie können auch Gliedmaßen oder einen Schwanz hinzufügen, um einfache Tiere zu gestalten.

# 35 Spaß mit Knete

Babys lieben **Materialien**, die sie mit den Händen **bearbeiten** können – Wasser, Lebensmittel, Sand und Knete. Der besondere Reiz der Knete liegt darin, dass sie ihre Form behält, wenn sie geformt worden ist. Knete ist zäh, klebrig und bunt; sie kann gerollt und geknetet werden. Sie lehrt auch viele **intellektuelle Konzepte**, die auf andere Weise nur schwer zu vermitteln wären, und die Bearbeitung erfordert **feine Finger- und Handbewegungen**.

**Fertigkeiten,**

die Ihr Baby bei diesen Spielen übt:

*• Handkontrolle • Fingerkontrolle • Augen-Hand-Koordination • Nachahmung • Umgang mit Materialien • Konzentration • Räumliche Vorstellung • Kreativität • Vorstellungskraft • Ursache und Wirkung*

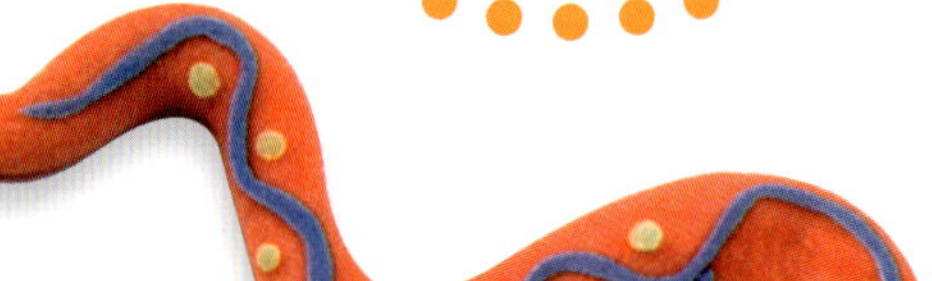

## *Katzenschnurrbart*

Rollen Sie die Knete aus und schneiden Sie eine große Katze aus. Formen Sie Augen, eine Nase, einen Mund und einige Schnurrhaare und fragen Sie Ihr Baby, wo diese Details hingehören. Kann es auf die richtige Stelle deuten? Kleben Sie sie auf; beschreiben Sie dabei immer, was Sie gerade tun.

## *Figur aus Knete*

Formen Sie aus Knete eine menschliche Figur (dazu müssen Sie kein großer Künstler sein – Ihr Baby wird die Grundform erkennen!). Bringen Sie die Knetfigur in verschiedene Stellungen – sitzen, Hände auf den Knien, Handstand, auf dem Rücken liegend usw. Beschreiben Sie, was Sie mit der Figur machen.

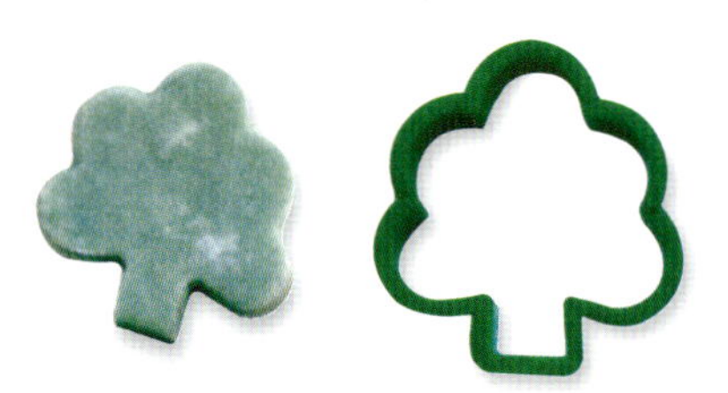

## *Formen*

Geben Sie Ihrem Baby ein wenig Knete, ein Spielzeug-Wellholz und ein paar Plastikförmchen und zeigen ihm, wie man die Knete formt, ausrollt und Formen aussticht. Beschreiben und demonstrieren Sie Ihr Tun.

## *Kleiner Konditormeister*

Suchen Sie ein einfaches Rezept für einen Keksteig. Lassen Sie Ihr Baby bei der Teigzubereitung, beim Ausrollen und Ausstechen helfen. Formen Sie einen Keksmann und legen Sie Augen, Nase und Mund mit Korinthen. Auch wenn Sie danach die Küche putzen müssen – Ihr Baby hat sehr viel Freude an dieser Backstunde. Es wird das Ergebnis voller Begeisterung essen und lernt sehr viel über Ursache und Wirkung.


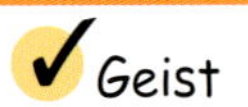

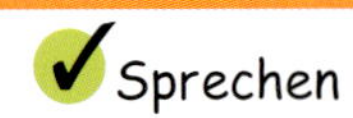

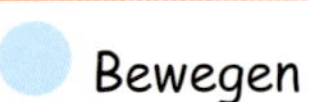

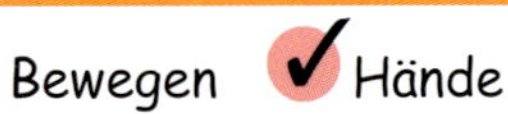

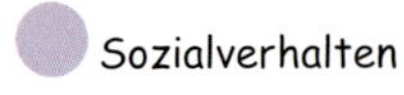

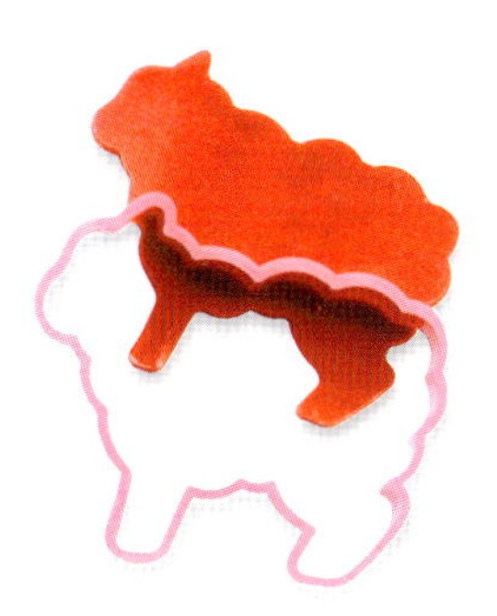

# 36 Knete herstellen

Alle Kinder **lieben es, etwas herzustellen**, selbst wenn es nur Sandkuchen sind. Sie beobachten, wie die Eltern kochen und andere Haushaltspflichten erledigen, und schon mit acht oder neun Monaten machen sie **»Als-ob«**-Spiele bei denen sie die Tätigkeiten der Eltern **imitieren**. Knete ist dank ihrer Plastizität, Haltbarkeit und Wiederverwendbarkeit ein ideales Spielmaterial.

**Sie benötigen:**

• *Mehl* • *Salz* • *Öl*
• *Wasser* • *Weinstein*
• *Lebensmittelfarbe*

## *Herstellung*

Mischen Sie zwei Tassen Mehl, eine Tasse Salz, einen Teelöffel Weinstein, zwei Esslöffel Öl, einen Teelöffel Lebensmittelfarbe mit zwei Tassen Wasser in einem Topf bei mittlerer Hitze. Rühren Sie ständig, bis sich die Knete bindet. Rühren Sie weitere zwei Minuten, nehmen die Knete heraus und kneten sie einige Minuten. Bewahren Sie sie in einem luftdichten Plastikbehälter auf.

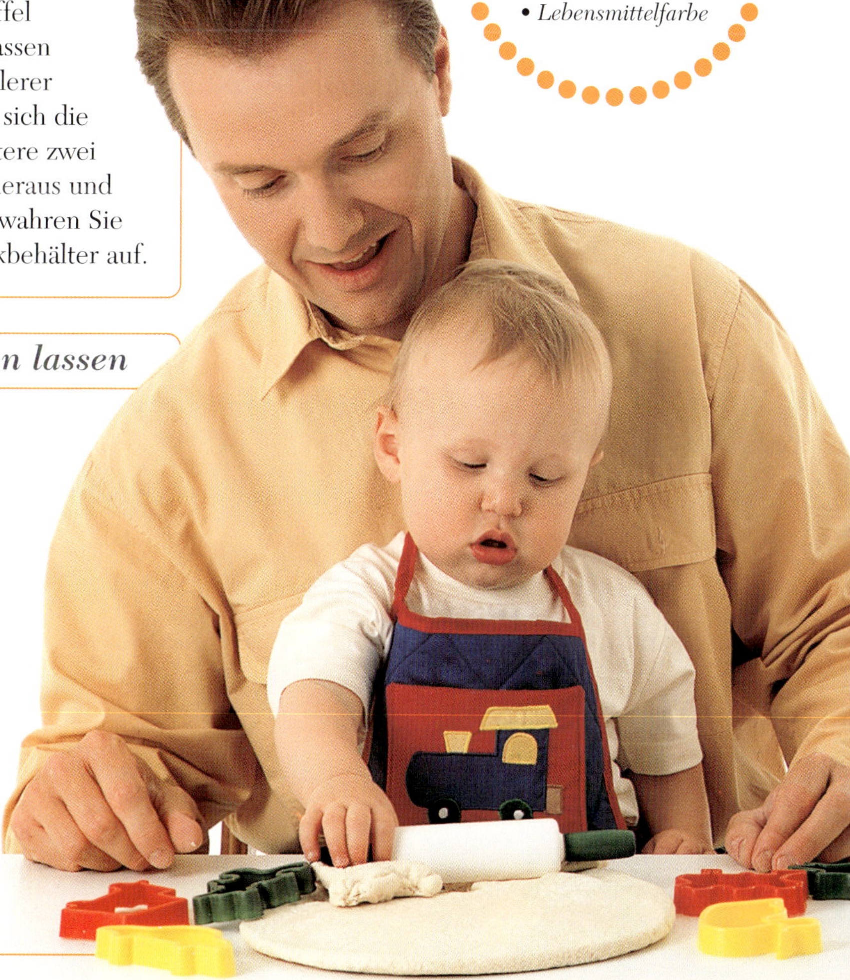

## *Das Baby mitmachen lassen*

Kneten ist ein gemeinsamer Spielspaß. Geben Sie Ihrem Baby immer auch ein wenig Knete. Dann kann es nach Belieben rollen und formen und versuchen, Ihre Figuren nachzumachen. Wenn Sie Teig zubereiten, geben Sie Ihrem Baby immer ein bisschen Teig zum Drücken und Formen. Es fühlt sich groß und wichtig, wenn es an der Bäckerei beteiligt wird. Backen Sie seine Teigform mit.

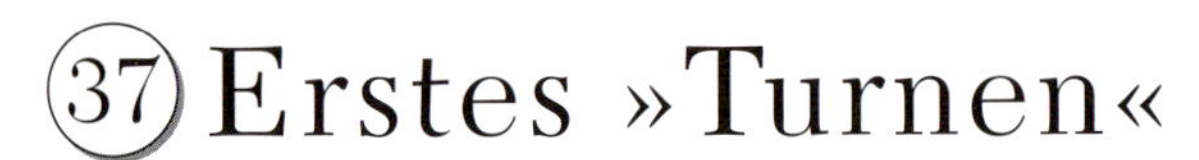

# 37 Erstes »Turnen«

Von Geburt an fördern **Bewegungsspiele** Ihr Baby in allen Bereichen; dazu gehören auch die **geistige Entwicklung** und das **Selbstwertgefühl.** Sie helfen Ihrem Baby auch dabei, **Kopfkontrolle** zu erlangen.

## *Vorsichtiges Anheben*

Nutzen Sie den Greifreflex Ihres Babys (er ist angeboren und verschwindet nach einigen Wochen). Wenn es in Rückenlage in seinem Bettchen liegt, legen Sie Ihre Zeigefinger in seine Fäuste – es wird sie fest umklammern. Ziehen Sie es ganz langsam einige Zentimeter hoch und halten es einige Sekunden in dieser Stellung. Keine Sorge, wenn sein Kopf dabei nach hinten kippt. Es wird versuchen, ihn in einer Linie mit dem Körper zu halten; dies stärkt seine Nackenmuskulatur und übt die Kopfkontrolle.

## *Beine strecken*

Wenn es auf dem Rücken liegt, strecken Sie vorsichtig seine Beine. Anfangs hält es die Beine angewinkelt; je früher es lernt, sie zu strecken, umso früher wird es strampeln und die Beine kräftigen. Loben Sie es. Nach dem Strecken der Beine beugen Sie sie zur Lockerung einige Male ganz vorsichtig in den Kniegelenken.

**Fertigkeiten,**

die Ihr Baby bei diesen Spielen übt:

• *Kopfkontrolle* • *Bewusstsein der Körperbewegungen* • *Entwicklung der Knochen, Muskeln und Gelenke* • *Entwicklung der Verbindungen zwischen Gehirn, Muskeln und Nerven* • *Erfolgserlebnis und Spaß*

# (38) Bodenflieger

Ihr Baby liegt bestimmt gerne auf dem Boden und hat dabei viel Bewegungsfreiheit; besonders schön ist es, wenn Sie sich dazulegen. Das Strampeln und Sich-Bewegen auf dem Boden fördern seinen Wagemut. **Sich-Winden** und **Strampeln** sind eine Vorbereitung auf das **Krabbeln** und bereiten es auf die Anstrengung vor, die es bedeutet, den Körper vom Boden abzuheben.

### *Startklar!*

Legen Sie sich bäuchlings auf den Boden; Ihr Baby liegt Ihnen etwa 15 cm entfernt gegenüber. Breiten Sie seine Arme seitlich wie ein Flugzeug aus und tun Sie es selbst auch. Nun heben Sie Ihren Kopf und rufen seinen Namen. Loben Sie es, wenn es ebenfalls den Kopf hebt.

**Fertigkeiten,**

die Ihr Baby bei diesen Spielen übt:

- *Nackenkräftigung* • *Kopfkontrolle*
- *Beweglichkeit* • *Gleichgewicht*
- *Sich rollen* • *Sitzen* • *Krabbeln*
- *Herausforderungen bestehen*

### *Fallschirmspringen*

Legen Sie sich Seite an Seite mit Ihrem Baby. Breiten Sie beide wieder die Arme aus und heben auch die Beine an, als ob Sie Fallschirmspringen wollten. Ermuntern Sie es, dasselbe zu tun. Belohnen Sie es dann mit einem dicken Kuss.

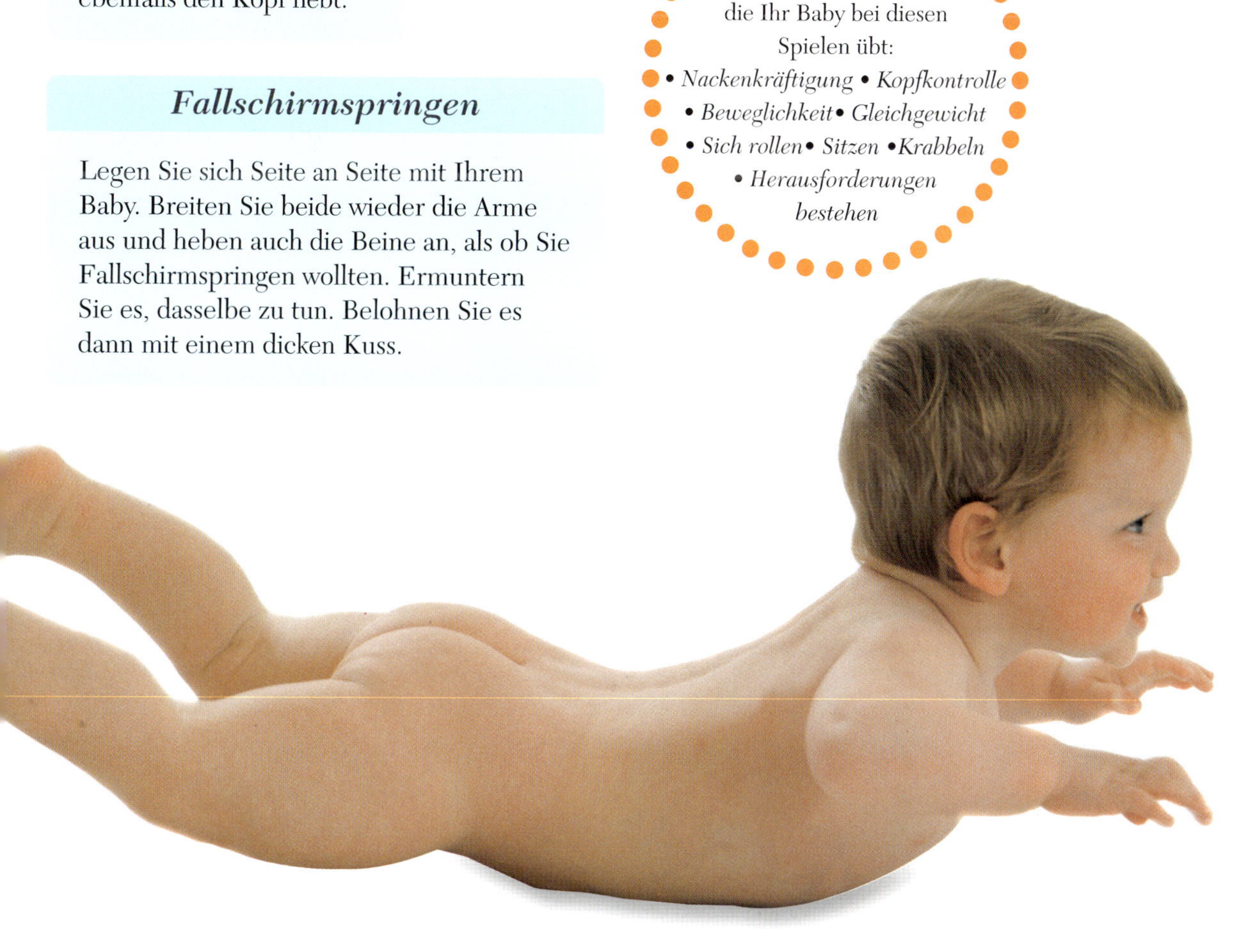

# 39 Aufrollübung für Babys

**Fertigkeiten,**
die Ihr Baby bei diesen Spielen übt:
• *Kopfkontrolle* • *Sitzen* • *Gleichgewicht* • *Beweglichkeit* • *Erfolgserlebnis* • *Kraft*

Für diese Spiele ist es nicht notwendig, dass Ihr Baby bereits über eine gute Kopfkontrolle verfügt. Es ist nicht schlimm, wenn sein Kopf dabei nach hinten kippt. Es wird versuchen, ihn in einer Linie mit dem Körper zu halten; diese Anstrengung stärkt die Nackenmuskulatur. Auch wenn es seltsam klingt – dies ist der erste Schritt zum Laufenlernen.

## *Auf, komm hoch!*

Legen Sie Ihr Baby auf den Rücken und ziehen Sie es an den Händen in die Sitzposition. Führen Sie die Bewegung sehr langsam und vorsichtig aus, damit sein Kopf nicht ruckartig nach hinten fällt. Beschreiben Sie die Bewegung des Hochziehens. Lassen Sie es eine Minute fest abgestützt sitzen und dann wieder auf den Rücken abrollen. Die Kopfkontrolle verbessert sich mit jeder Woche; mit etwa vier Monaten kann es seinen Kopf schließlich beim Hochziehen in einer Linie mit dem Körper halten.

## *Auf und nieder*

Sobald es den Kopf in einer Linie mit dem Körper halten kann, setzen Sie es auf Ihre Knie, wippen vorsichtig auf und ab und sagen: »Tom kommt hoch, Tom geht runter.«

## *Ausschau halten!*

Sobald Ihr Baby seinen Kopf in einer Linie mit dem Körper halten kann, wippen Sie es auf Ihrem Schoß. Dann halten Sie es unter den Achseln und öffnen Ihre Beine, als ob es hindurch schlüpfen wollte.

# 40 Babytrapez

Bis Ihr Baby sitzen kann, verbringt es einen großen Teil seiner Wachzeiten in Rückenlage in seinem Bettchen oder im Kinderwagen oder der Wippe. Sie können es **bei Laune halten**, indem Sie ihm ein Babytrapez zur Verfügung stellen – verschiedene **visuell interessante** Spielsachen und Gegenstände (manche dürfen auch Geräusche machen), die an einem Seil sicher über seinem Bettchen befestigt werden. Es kann sie betrachten und später auch **nach ihnen greifen**. Ein Babytrapez trainiert sowohl **die Arme** als auch das **Gehirn**.

**Fertigkeiten,**
die Ihr Baby bei diesen Spielen übt:
• *Konzentration* • *Intelligenz* • *Sehen* • *Fokussieren* • *Augen-Hand-Koordination* • *Ursache und Wirkung*

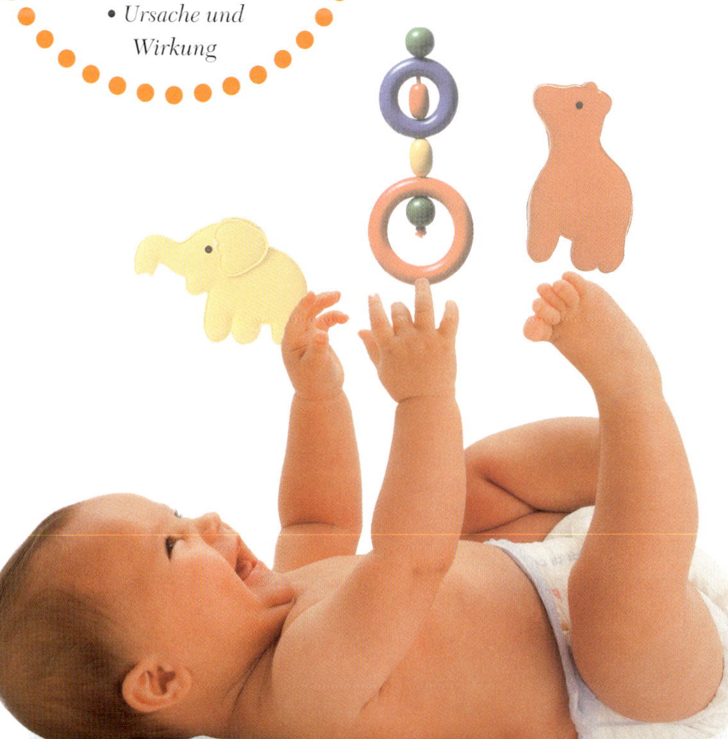

*0–3 Monate*

## Bitte berühren!

Stoßen Sie die Schnur an, sodass sich die Gegenstände bewegen. Berühren Sie jedes Teil abwechselnd und beschreiben Sie, was geschieht. Nun nehmen Sie die Hand Ihres Babys und helfen ihm, den Gegenstand zu berühren.

## Kicken

Befestigen Sie das Trapez über Babys Füßen und lassen Sie es danach kicken.

*3–6 Monate*

## Greifen und ziehen

Stellen Sie ein stabiles Babytrapez mit Gegenständen, an denen Ihr Baby ungefährdet ziehen kann, z. B. Ringe, auf. Machen Sie ihm vor, wie man sich an den Ringen hochzieht. Es wird die Ringe bald selbst greifen.

**SICHERHEITSHINWEIS**
Wenn Sie ein Babytrapez selbst herstellen, verwenden Sie Materialien, die beim Ziehen nicht reißen und die so groß sind, dass sie nicht in den Mund des Babys passen. Befestigen Sie sie gut.



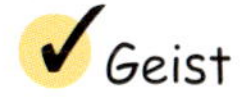


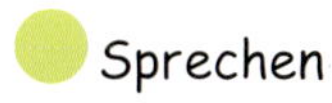


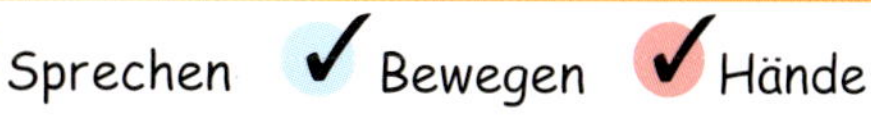


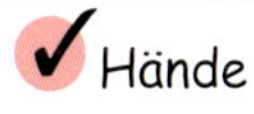


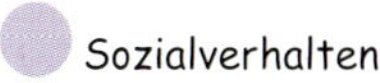

# (41) Baby-Ballspiele

Diese Spiele sollen kein frühes Training für spätere Fußballprofis sein. Absicht ist vielmehr, dem Baby eine **Vorstellung von Bällen** und Ballspielen zu vermitteln. Ballspiele schulen die körperliche Geschicklichkeit in vielen Bereichen, z.B. **Augen-Hand-Koordination** – eine sehr wichtige Fähigkeit, die im ersten Jahr erworben wird. Beginnen Sie mit großen Wasserbällen und verwenden Sie später einen großen, weichen Ball.

**Fertigkeiten,**
die Ihr Baby bei diesen Spielen übt:
- *Kicken* • *Schieben* • *Rollen*
- *Augen-Hand-Koordination*
- *Zeitgefühl* • *Zielen* • *Handkontrolle*
- *Wiedererkennen von Formen*
- *Abwechseln*
- *Teilen*

*4–7 Monate*

## Ball kicken

Stellen Sie Ihr Baby in der Wippe auf den Boden; kicken Sie einen Ball gegen seine Beine. Zeigen Sie ihm, wie es mit den Füßen treten muss, damit er zu Ihnen zurückrollt. Das macht Spaß.

## Zurückkicken

Dazu braucht man einen weiteren Mitspieler. Einer stützt das auf dem Boden sitzende Baby ab. Der andere rollt ihm den Ball zum Zurückstoßen zu.

*7–12 Monate*

## Der Ball rollt

Setzen Sie Ihr Baby auf den Boden; rollen Sie ihm vorsichtig einen großen, bunten Fußball zu. Ermuntern Sie es, ihn zurückzukicken oder zu rollen. Vor dem ersten Geburtstag sind Gleichgewichtsgefühl und Handkontrolle nicht ausreichend entwickelt, um den Ball mit ausgestreckten Armen oder zwischen den Beinen aufzufangen und zurückzuwerfen oder zu rollen. Erklären Sie Ihrem Baby: »Der Ball rollt, weil er rund ist.«

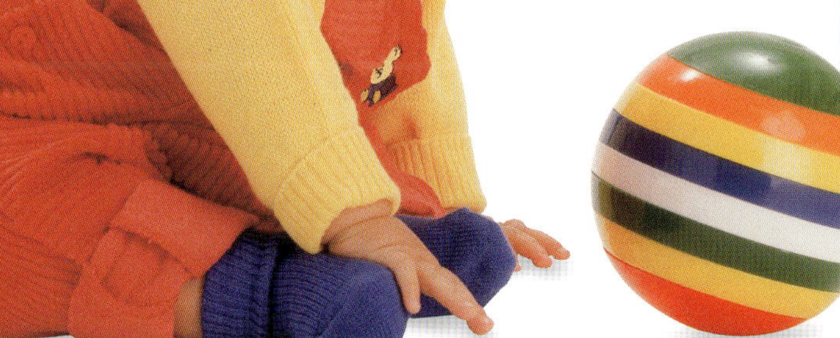

# 42 Baby-Liegestützen

Die Fähigkeit, den Kopf aus der Bauchlage heraus anzuheben, ist ein **wichtiger Schritt** auf dem Entwicklungsweg zum **Krabbeln** und späteren **Laufen**. Die folgenden einfachen Körperspiele bieten eine schrittweise Steigerung zu immer komplexeren Fertigkeiten. Ihr Baby kann erst krabbeln, nachdem es sitzen gelernt hat. Es kann erst sitzen, wenn es kräftig genug ist, seinen Kopf zu halten. Und es kann erst längere Zeit sitzen, wenn es **seinen Körper** beim Drehen **ausbalancieren** kann.

**Fertigkeiten,** die Ihr Baby bei diesen Spielen übt:
- *Kopfkontrolle*
- *Kraft von Nacken, Rücken und Armen*
- *Beweglichkeit*
- *Sich rollen*
- *Gleichgewicht*

*2–4 Monate*

## *Kopf heben*

Setzen Sie sich auf den Boden; Ihr Baby liegt Ihnen in Bauchlage mit zugewandtem Gesicht gegenüber. Achten Sie darauf, dass seine Arme weit vor ihm ausgestreckt sind. Rufen Sie seinen Namen oder schwenken Sie ein buntes Spielzeug etwa 20–25 cm vor seinem Gesicht, danach etwas höher, damit es versuchen muss, den Kopf anzuheben. Loben Sie es.

*4–6 Monate*

## *Vom Boden hoch*

Sobald es die Brust vom Boden anheben kann, halten Sie die Rassel höher und in größerer Entfernung. Schwenken Sie sie nach rechts und links, damit es seinen Kopf dreht.

*6–9 Monate*

## *Nach hinten schauen*

Ihr Baby hat bereits die Kraft, sich selbst hochzustemmen; dabei trägt es sein Gewicht allein auf den Händen, hebt Brust und Bauch vom Boden ab und hält den Kopf aufrecht. Bringen Sie es nun dazu, den ganzen Körper zu drehen, indem Sie die Rassel hinter ihm schütteln.

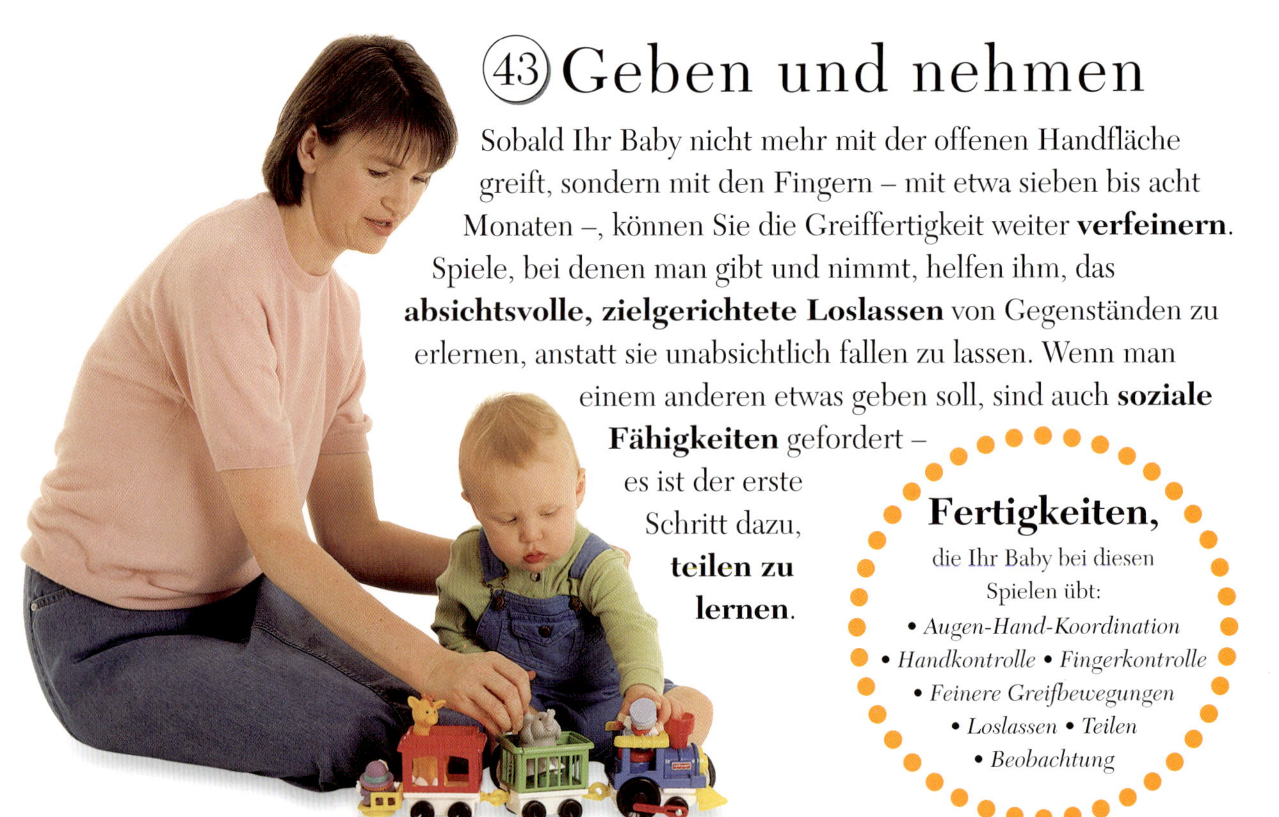

# 43 Geben und nehmen

Sobald Ihr Baby nicht mehr mit der offenen Handfläche greift, sondern mit den Fingern – mit etwa sieben bis acht Monaten –, können Sie die Greiffertigkeit weiter **verfeinern**. Spiele, bei denen man gibt und nimmt, helfen ihm, das **absichtsvolle, zielgerichtete Loslassen** von Gegenständen zu erlernen, anstatt sie unabsichtlich fallen zu lassen. Wenn man einem anderen etwas geben soll, sind auch **soziale Fähigkeiten** gefordert – es ist der erste Schritt dazu, **teilen zu lernen**.

**Fertigkeiten,**
die Ihr Baby bei diesen Spielen übt:
- *Augen-Hand-Koordination*
- *Handkontrolle*
- *Fingerkontrolle*
- *Feinere Greifbewegungen*
- *Loslassen*
- *Teilen*
- *Beobachtung*

*7–9 Monate*

## *Geben und nehmen*

Geben Sie ihm ein Spielzeug. Sagen Sie: »Mama nimmt es kurz zurück.« Nehmen Sie es vorsichtig aus seiner Hand und sagen Sie: »Du bist lieb, du hast es Mama gegeben.« Ein dicker Kuss. »So, jetzt gibt es Mama dir zurück.« Wiederholen Sie das Spiel.

## *Greifen*

Geben Sie ihm ein Spielzeug zwischen Daumen und Zeigefinger. Auch wenn es Dinge sonst mit anderen Fingern festhält, lernt es dabei die Vorteile des Pinzettengriffs.

## *»Starthilfe« leisten*

Legen Sie ein Spielzeug auf das Tablett seines Hochstuhls; legen Sie seine Finger darauf, damit es das Spielzeug drehen kann. Dann bitten Sie es, das Spielzeug aufzunehmen.

*9-12 Monate*

## *Teilen lernen*

Geben Sie Ihrem Baby ein Spielzeug, dass es noch nie gesehen oder mit dem es in letzter Zeit nicht gespielt hat. Es wird es untersuchen wollen. Bitten Sie es, es Ihnen zurückzugeben, Wenn es der Bitte nachkommt, loben Sie es und geben es ihm zurück. Wenn es ihm nicht gelingt oder es nicht will, nehmen Sie ihm das Spielzeug vorsichtig ab, danken ihm und sagen: »Du bist ein liebes Kind.«


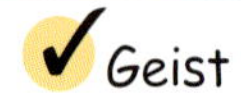

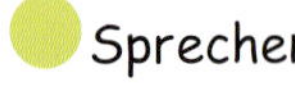

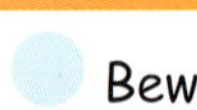
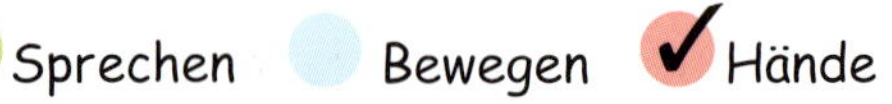

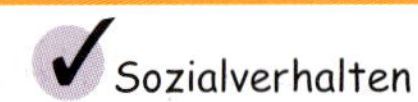

# (44) Meine liebe Familie

**Fertigkeiten,**

die Ihr Baby bei diesen Spielen übt:

- *Wiedererkennen* • *Zuhören*
- *Gedächtnis* • *Sprechen*
- *Beziehungen eingehen*
- *Geborgenheit erfahren*

Babys **reagieren** von Geburt an **auf Stimmen**. Schon mit zwei Wochen kann ein Baby die Stimme der Mutter von allen anderen unterscheiden. Wenn es Ihre Stimme hört, **fühlt sich** Ihr Baby **sicher**. Später reagiert es auf **vertraute Gesichter** von Familienmitgliedern – besonders, wenn sie lächeln! Familienfotos lehren es, dass Oma und Opa auch noch existieren, wenn sie nicht da sind, und vermitteln ihm eine Vorstellung von Familie.

## *Vertraute Stimmen*

Nehmen Sie Ihre Stimme auf Kassette auf – wenn Sie mit Ihrem Baby sprechen, seinen Namen nennen oder Kinderreime und Gedichte vorlesen. Auch der Vater sollte eine Kassette besprechen. Machen Sie es Ihrem Baby in seinem Bettchen gemütlich, streicheln Sie es und spielen Sie die Kassette ab. Nach ein paar Minuten hören Sie auf, es zu streicheln, lassen aber die Kassette weiterlaufen.

## *Vertraute Gesichter*

Basteln Sie für Ihr Baby ein Familienalbum. Pinnen Sie Fotografien der Menschen, die es liebt, auf Karton, damit es sie betrachten kann. Empfehlenswert sind Vergrößerungen, damit es die Personen deutlich erkennen kann.

## *Zur Ruhe finden*

Beruhigen Sie Ihr Baby, spielen Sie die Kassette ab (s. o.) und gehen Sie hinaus. Wenn es protestiert, gehen Sie zu ihm, schalten die Kassette ab und sagen seinen Namen. Dann schalten Sie die Kassette an und gehen wieder.

# (45) Babymassage

Vor beinahe 50 Jahren machten Forschungen erstmals deutlich, dass ein Baby nicht nur gefüttert, sondern auch **berührt** werden muss. Für die Entwicklung des Neugeborenen ist Körperkontakt **ebenso wichtig wie Vitamine**. Es liebt eine sanfte Massage. Widmen Sie der Babymassage jeden Tag einige Minuten und **berühren** Sie ganz bewusst **alle Körperteile** – das ist himmlisch für Ihr Baby und vermittelt ihm ein Bewusstsein von seinem Körper.

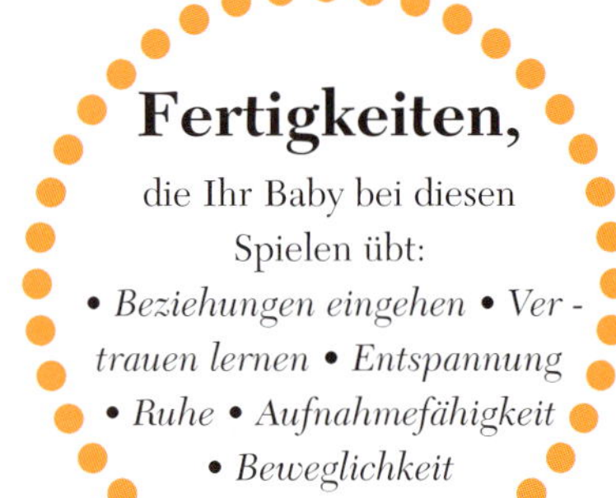

**Fertigkeiten,**

die Ihr Baby bei diesen Spielen übt:

• *Beziehungen eingehen* • *Vertrauen lernen* • *Entspannung* • *Ruhe* • *Aufnahmefähigkeit* • *Beweglichkeit*

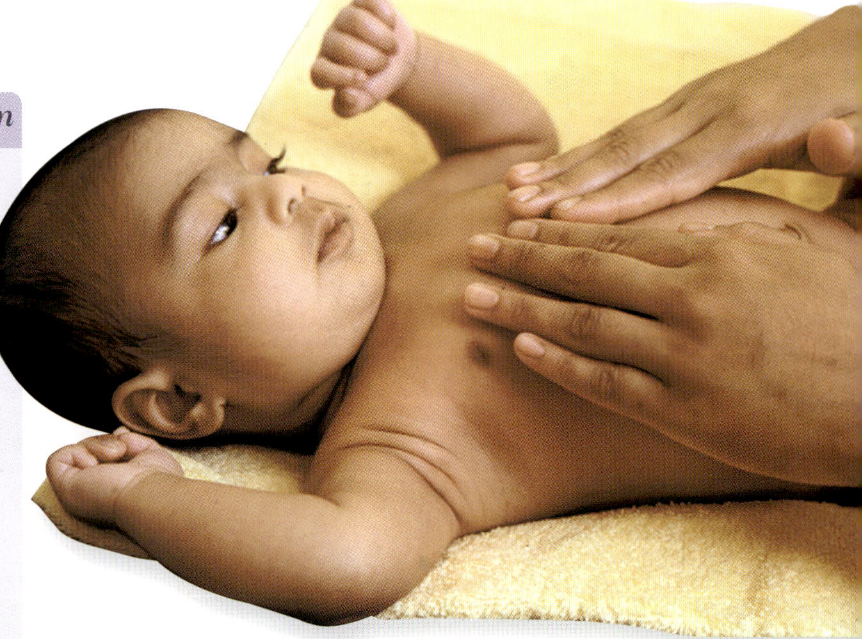

## *Körperteile benennen*

Massieren Sie, ausgehend von der Stirnmitte, mit beiden Händen Gesicht und Kopf. Wenn Ihr Baby mit zunehmendem Alter immer mehr versteht, benennen Sie dabei die Körperteile, die Sie gerade massieren. Während der Gesichtsmassage machen Sie es z. B. auf Augen, Nase und Mund aufmerksam.

## *Das Tempo verändern*

Wiederholen Sie die Massagestriche – zunächst sehr langsam, dann schnell. Erklären Sie dabei Ihr Tun. Legen Sie Ihr Baby auf den Bauch und wiederholen Sie die Massage.

## *Massagestriche*

Legen Sie Ihr Baby auf den Rücken und streichen Sie vorsichtig vom Kopf über Nacken, Schultern, Brust, Beine zu den Füßen. Wiederholen Sie die Massage sanft und dann fester.

## *Öl verwenden*

Verreiben Sie etwas Babyöl in Ihren Händen und wiederholen Sie alle vorhergehenden Striche.

## 46 Spieglein, Spieglein …

Ihr Baby ist **von Gesichtern fasziniert** und besonders davon, wie sie in einem Spiegel reflektiert werden. Es macht Spaß, in einen Spiegel zu blicken, aber es bedeutet auch eine **höchst intellektuelle** Tätigkeit. Zunächst macht das Baby keinen Unterschied zwischen dem Gesicht und dem Spiegel. Dann ist es **neugierig**, was sich hinter dem Spiegel verbirgt. Und **erkennt** allmählich, dass es sich um das Spiegelbild seiner eigenen Person handelt – eine enorme Leistung!

**Fertigkeiten,**
die Ihr Baby bei diesen Spielen übt:
- *Gesichter/Dinge erkennen*
- *Gefühl für das eigene Selbst*
- *Gedächtnis* • *Sehen*
- *Sozialverhalten*

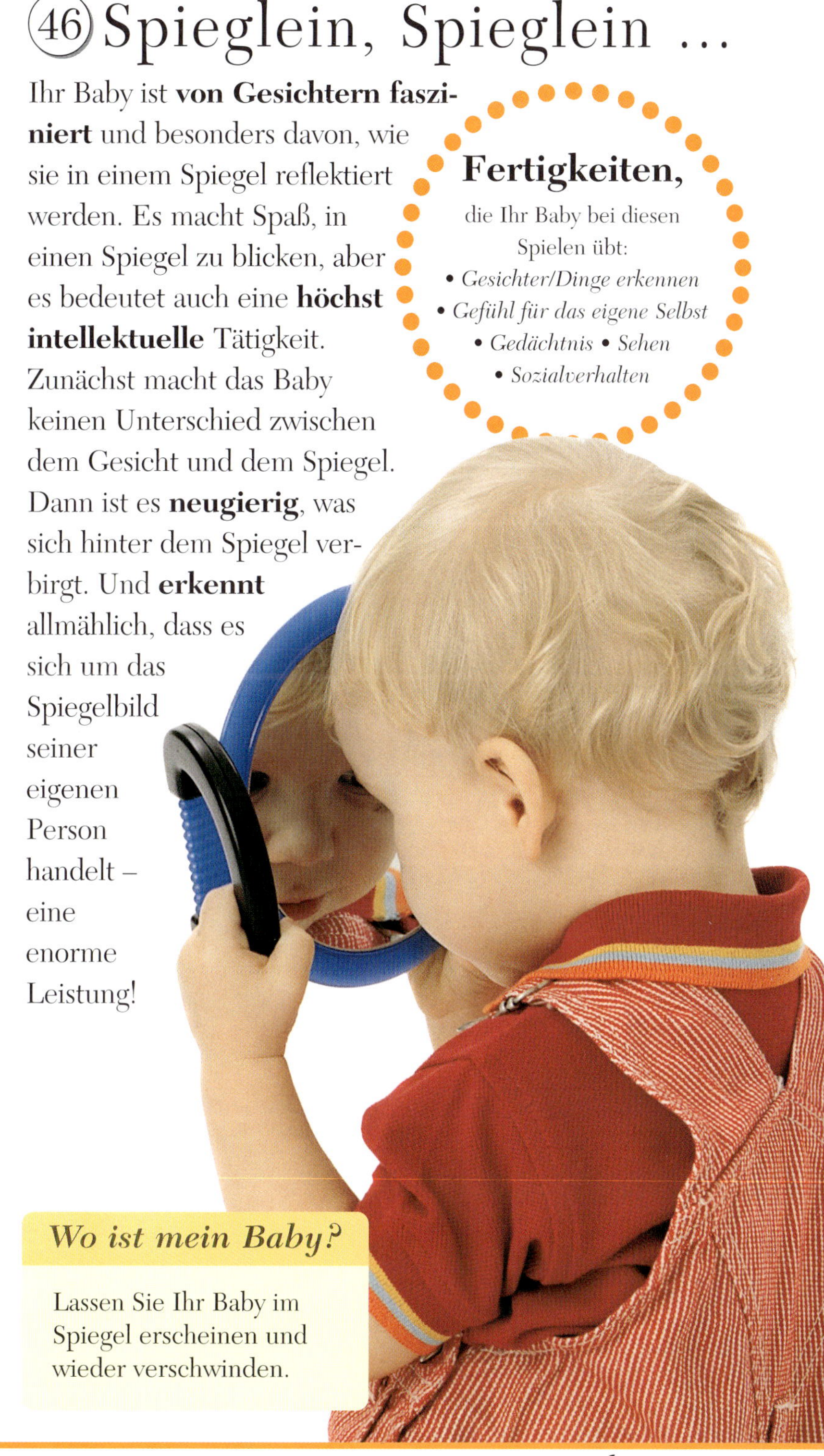

### Wer ist wer?

Halten Sie Ihr Baby vor einen Spiegel, sodass es Sie und sich selbst sehen kann. Sagen Sie: »Das ist Annas Gesicht im Spiegel«, und streicheln Sie das Spiegelbild. Dann lächeln Sie, zeigen auf Ihr Gesicht und sagen: »Das ist Mamas Gesicht; Mama lächelt.«

### Verschwinden

Um ihm verständlich zu machen, dass Dinge auch noch existieren, wenn man sie nicht sehen kann, zeigen Sie ihm Ihr Gesicht im Spiegel; dann verschwinden Sie aus der Spiegelfläche und treten danach wieder davor. Beschreiben Sie dabei, was Sie tun: »Da ist Papa, jetzt ist er weg, jetzt ist er wieder da!«

### Was ist was?

Zeigen Sie erst im Spiegelbild, dann im Gesicht auf die Augen Ihres Babys: »Die Augen sehen.« Nun auf die Ohren: »Die Ohren hören«, und auf den Mund: »Mit dem Mund isst, lächelt und spricht man.«

### Wo ist mein Baby?

Lassen Sie Ihr Baby im Spiegel erscheinen und wieder verschwinden.

# 47 Hauchen und blasen

Es kitzelt, wenn Sie auf der Haut Ihres Babys blasen, pfeifen oder brummen, und es wird bestimmt **lachen**. Wenn es Sie nachmacht, trainiert es die Muskeln, die es zur **Wortbildung** benötigt. Es wird sich seines Mundes bewusst und erfährt, was es mit ihm machen kann. Wenn Sie Geräusche bilden, wird es angeregt, selbst mit Zunge und Lippen Laute zu bilden – **Vorläufer des Sprechens**.

*2–6 Monate*

## *Den Bauch kitzeln*

Blasen Sie vorsichtig auf seinen Bauch. Beschreiben Sie genau, was Sie tun. Wiederholen Sie es – wenn es kichert, noch einmal.

*6–12 Monate*

## *Seifenblasen*

Pusten Sie Ihrem Baby einige Seifenblasen zu. Dann leiten Sie es an, ebenfalls Seifenblasen zu machen. Ein ähnliches Puste-Spiel können Sie mit einer Feder machen.

## *Das Brummspiel*

Brummen Sie einen Ton und legen Sie dabei die Finger Ihres Babys an Ihre Lippen, damit es die Vibration spürt. Ermutigen Sie, es Ihnen nachzumachen und das gleiche Geräusch zu bilden.

**Fertigkeiten,**

die Ihr Baby bei diesen Spielen übt:

• *Sprechen* • *Gesprächsmuster* • *Fühlen* • *Betrachten* • *Zuhören* • *Konzentration* • *Nachahmung*

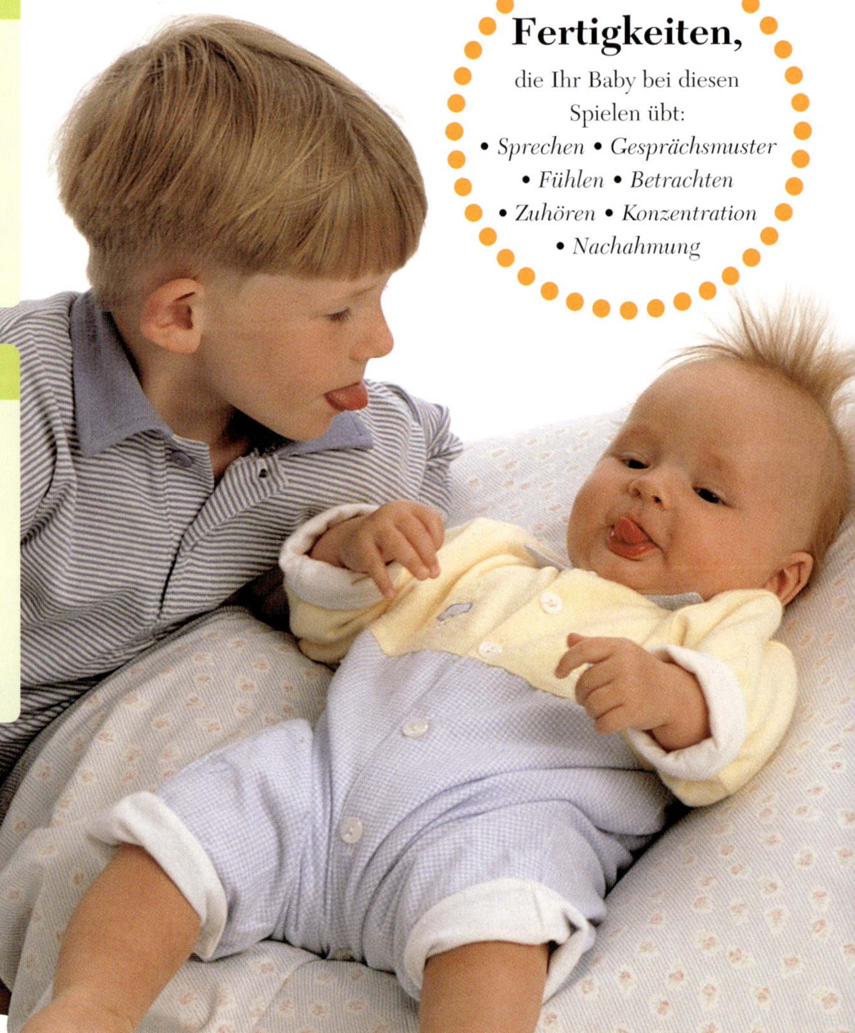

# 48 Berühren und fühlen

Wenn Sie die Wange eines Neugeborenen vorsichtig berühren, wird der Suchreflex ausgelöst und das Baby wendet den Kopf. Seine Haut ist höchst empfindsam und es **reagiert** sofort, wenn es **Materialien unterschiedlicher Beschaffenheit** spürt. Dies unterstützt die Entwicklung höchst **intellektueller Kenntnisse**, z. B. die Vorstellung von Gegensätzen.

**Fertigkeiten,**
die Ihr Baby bei diesen Spielen übt:
• *Handkontrolle* • *Experimentierfreude* • *Vorstellung von Gegensätzen* • *Entspannung* • *Voraussicht* • *Gespräche*

## *Materialien ertasten*

Geben Sie Ihrem Baby verschiedene Stoffe zum Befühlen und Zusammenknüllen, wie Satin, Tüll und Samt. Später kann es mit diesen Materialien auch »Guckguck-Spiele« machen.

### Eine Fühldecke herstellen

Spieldecken für Babys lassen sich auch selbst anfertigen. Nähen Sie auf eine kleine Decke mit Wolle ein Patchwork aus kleinen, unterschiedlichen Stoffen auf. Achten Sie darauf, dass die Stücke fest angenäht sind und keine Schlingen bilden, in denen sich die kleinen Finger verfangen können.

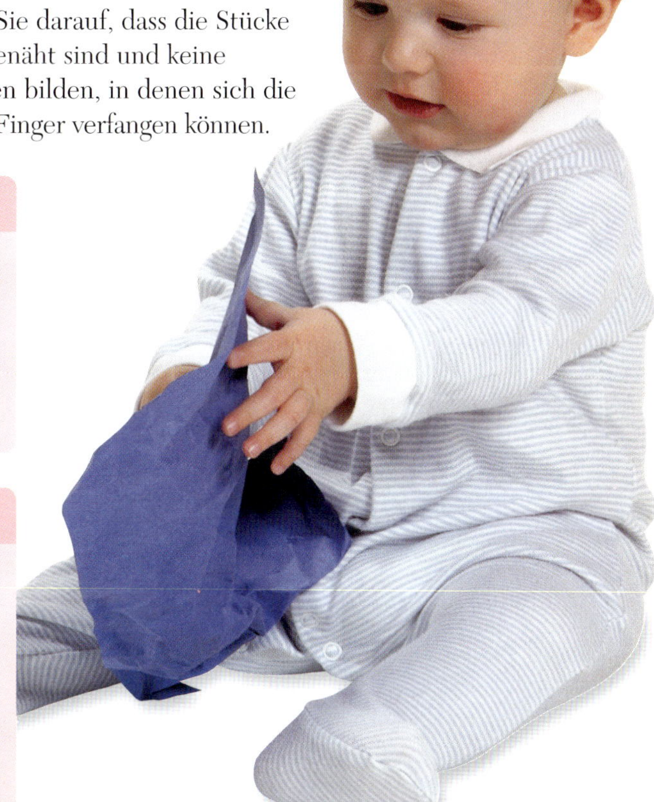

## *Gegensätze verstehen*

Legen Sie Ihr Baby in Bauchlage auf die Spieldecke, damit es die Materialien fühlen kann. Helfen Sie ihm, mit den Händen über unterschiedliche Stoffe zu streichen – erst weiche, dann raue.

## *Die Spieldecke erkunden*

Ab dem dritten Lebensmonat können Sie Ihr Baby mit Kissen abstützen oder es in die Babywippe oder auf Ihre Knie setzen. Nehmen Sie die Spieldecke und zeigen Sie Ihrem Baby die verschiedenen aufgenähten Materialien. Ertasten Sie sie gemeinsam, um ihre Eigenschaften zu entdecken.

# Blick in die Zukunft

Die Entwicklung Ihres Babys wird mit Beginn des zweiten Lebensjahres noch aufregender. Es beginnt, seine Persönlichkeit zum Ausdruck zu bringen. Der Erwerb körperlicher, geistiger und sozialer Fähigkeiten schreitet mit großer Geschwin digkeit fort; bleiben Sie in Ihren Erwartungen aber immer realistisch und fordern Sie nicht zu früh zu viel.

## DIE BEDEUTUNG IHRER LIEBE

Wenn Ihr Baby im wahrsten Sinne des Wortes seine ersten, unsicheren Schritte in die Welt der Erwachsenen macht und sich zunehmend bemüht, sich ins Familienleben einzufügen, bieten Sie ihm Orientierung, Halt und Sicherheit.

Bedingungslose Akzeptanz, Liebe und Respekt sind wohl die beste Grundlage für ein Kind, um darauf ein gesundes Selbst aufbauen zu können. Nichts fördert Sicherheit, ein liebenswertes Wesen, Zuversicht und Rücksicht auf andere mehr als das Aufwachsen in einer achtungsvollen, liebenden Beziehung zu den Eltern.

Damit ein Kind Zuversicht und Vertrauen entwickelt, muss es sich selbst annehmen. Auf dieser Basis kann es die Aufgaben meistern, die das Leben ihm stellt. Damit es Zufriedenheit entwickelt, ist es wichtig, ihm immer wieder erreichbare Ziele zu stecken. Von Zeit zu Zeit werden Sie es durch schwierige Phasen geleiten; so erfährt es seine Grenzen.

Das familiäre Umfeld sollte seine Möglichkeiten nicht beschneiden und Neugierde oder Abenteuerlust nicht ersticken.

Regen Sie es an, seine eigene Individualität zu entwickeln, anstatt zu versuchen, Ihr Kind in festgelegte Erwartungen zu pressen. So kann es Selbstsicherheit und Selbstbestimmung erwerben.

Ein weiterer wichtiger Verantwortungsbereich liegt darin, das Kind Respekt zu lehren; es muss lernen, andere Menschen zu achten, damit es Freundschaften schließen kann und nicht zum Einzelgänger wird. Ein Kind wird von anderen Kindern oder in Gruppen nicht akzeptiert, wenn unsoziales Verhalten zu Hause nicht geahndet wird.

## SAUBERKEITSERZIEHUNG

Einer der wichtigsten Bereiche, in denen gesunder Menschenverstand und Geduld gefragt sind, ist die Sauberkeitserziehung. Keinesfalls sollte man erwarten, dass ein Kind dann trocken wird, wenn man meint, dass es Zeit dafür wäre. Erst, wenn das Kind selbst so weit ist, sollte man mit der Sauberkeitserziehung beginnen. Dazu müssen Gehirnfunktionen, Nerven und Muskeln ausreichend entwickelt sein. Vor dem 21. Lebensmonat sind die Nerven kaum genügend ausgereift und die Muskeln noch nicht in der Lage, entsprechenden Befehlen zu »gehorchen«. Bitte erwarten Sie daher keine zu zeitigen Erfolge. Das Kind sollte niemals dazu gezwungen werden, sich aufs Töpfchen zu setzen; dies erzeugt nur Widerwillen und führt später möglicherweise zu Problemen.

Missgeschicke sind häufig. Denken Sie daran, dass ein 18 Monate altes Kind kaum spürt, wenn es Urin lässt, geschweige denn in der Lage ist, zu sagen, dass das Wasserlassen bevorsteht. Einen Monat später kann es vielleicht mitteilen, dass es seine Windel gerade nass macht, den Urin aber noch nicht lange genug anhalten, um aufs Töpfchen zu gehen. Danach wird es den Urin aber jede Woche einige Minuten länger anhalten können. Mit zwei bis drei Jahren gelingt ihm dies schon einige Stunden lang. Die goldene Regel lautet also, nicht zu früh mit dem Toilettentraining zu beginnen. Machen Sie nicht zu viel Aufhebens um das Töpfchen; lassen Sie Ihrem Kind sein Tempo, nehmen Sie ein gelegentliches Malheur leicht und bleiben Sie gelassen.

## SELBSTSTÄNDIGKEIT LEHREN

Ohne ein gefestigtes Gefühl der Selbstständigkeit kann ein Kind keine Beziehungen zu anderen eingehen. Der Glaube an sich selbst ist die Grundlage für viele Eigenschaften – Neugierde, Hilfsbereitschaft, Besonnenheit und Großzügigkeit. Ein Kind mit solchen Eigenschaften hat mehr vom Leben. Die Liebe, die Sie ihm schenken, verwandelt sich beim Kind in Selbstwertgefühl und den Glauben an sich selbst. Sie können Ihr Kind auch praktisch unterstützen, Selbstständigkeit zu entwickeln.

**Hilfsbereitschaft** Lassen Sie es kleine Aufträge ausführen (z.B. etwas holen); es fühlt sich nützlich.

**Entscheidungsfähigkeit** Lassen Sie es Entscheidungen treffen (»Womit willst du spielen?«).

**Sinn für Identität** Befragen Sie es über seine Vorlieben; bitten Sie es um seine Meinung, damit es ein Gefühl für seine Identität entwickelt.

**Körperliche Unabhängigkeit** Stellen Sie ihm immer ein wenig schwerere Aufgaben (hüpfen oder einen Ball kicken). So entwickelt es Freude an der Kraft und Koordination seines Körpers.

**Emotionale Sicherheit** Zeigen Sie ihm, dass es Ihnen vertrauen kann: Sie kommen immer zurück, wenn Sie weggegangen sind; Sie trösten es immer, wenn es sich wehgetan hat.

**Lernen, erfolgreich zu sein** Wenn es ein Problem oder eine Aufgabe meistert, erfährt es, wie schön es ist, etwas vollbracht zu haben – besonders, wenn Sie es loben.

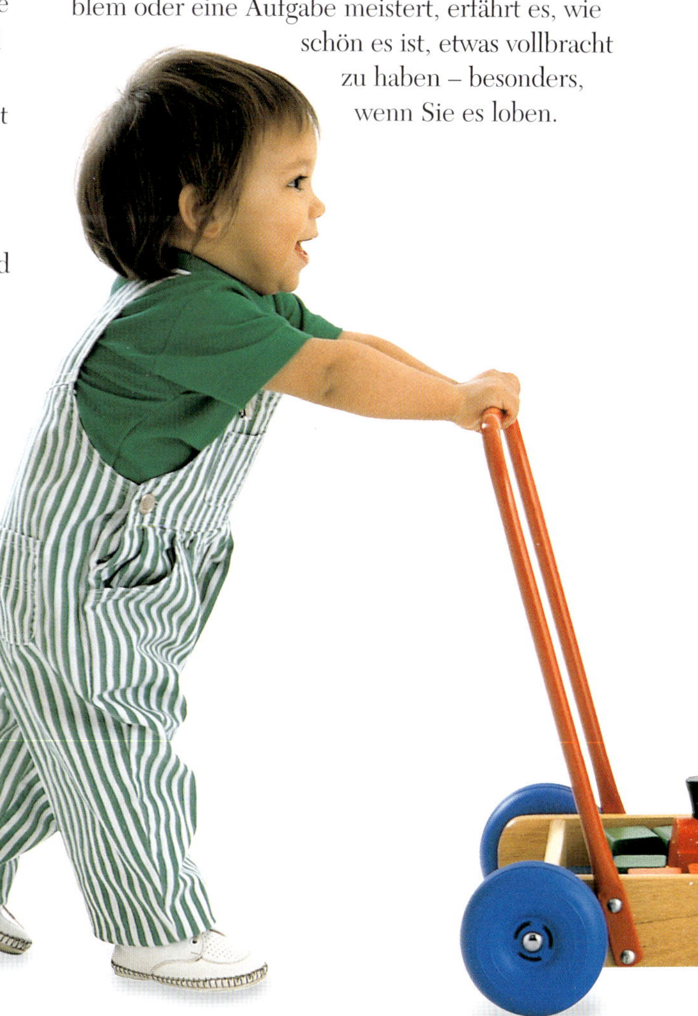

# Register



# Dank

**Dorling Kindersley dankt folgenden Personen:**
Carla De Abreu für die Gestaltung; Spencer Holbrook, Elly King, Johnny Pau und Dawn Young für die Design-Assistenz; Jane Bull für die Illustrationen; Steve Gorton und Gary Ombler für zusätzliche Fotos; Jinny Johnson für die Redaktion; Anne Esden und Corinne Ashgar für die Lektorats-Assistenz; Fiona Hunter für das Korrektorat; Hilary Bird für die Erstellung des Registers. Tomy-Spielzeuge aus der Dr.-Miriam-Stoppard-Produktreihe; Gabeln und Löffel auf S. 82 aus der Always-Learning-Produktreihe (entwickelt von Dr. Miriam Stoppard und V & A Marketing Ltd.)

**Bildnachweis:** Umschlag vorne: Getty Images; Umschlag hinten: Laurence Monneret